糖尿病防治手册之
中医生活地图

主编　高思华

中国中医药出版社
·北京·

图书在版编目（CIP）数据

糖尿病防治手册之中医生活地图 / 高思华主编 . —北京：中国中医药出版社，2016.9

ISBN 978-7-5132-3050-6

Ⅰ . ①糖⋯　Ⅱ . ①高⋯　Ⅲ . ①糖尿病—防治—手册

Ⅳ . ① R587.1-62

中国版本图书馆 CIP 数据核字（2015）第 315686 号

中 国 中 医 药 出 版 社 出 版
北京市朝阳区北三环东路 28 号易亨大厦 16 层
邮政编码　100013
传真　010 64405750
河北省欣航测绘院印刷厂印刷
各地新华书店经销

*

开本 880×1230　1/32　印张 10.5　字数 233 千字
2016 年 9 月第 1 版　2016 年 9 月第 1 次印刷
书号　ISBN 978-7-5132-3050-6

*

定价　35.00 元

网址　www.cptcm.com

如有印装质量问题请与本社出版部调换
版权专有　侵权必究
社长热线　010 64405720
购书热线　010 64065415　010 64065413
微信服务号　zgzyycbs
书店网址　csln.net/qksd/
官方微博　http://e.weibo.com/cptcm
淘宝天猫网址　http://zgzyycbs.tmall.com

前　言

　　近年来，随着经济和社会的发展以及生活方式的变化，糖尿病等多种代谢相关疾病的发病率日益增高。最新流行病学调查显示：中国糖尿病患者接近一亿人，已经成为全世界第一糖尿病大国。随之而来的糖尿病心、脑、肾、足、眼底等多种并发症以及相关伴发病证的发生率也在逐年提高，成为患者致死、致盲、致残的主要原因，并成为社会和家庭日益增长的巨大经济负担。因此，寻求预防和治疗糖尿病等代谢相关疾病的有效措施，积极通过健康的生活方式、良好的生活习惯、科学合理的运动锻炼、恰到好处的滋补调养，以及必要的药物干预等措施，以预防糖尿病的发生或提高糖尿病的临床疗效，降低糖尿病多种血管神经并发症的发生率，进而降低患者的致死、致盲、致残率，是十分重要的。

　　中国医疗卫生事业的优势是中西医结合。中国作为认识糖尿病最早的国家之一，早在春秋战国时期的《黄帝内经》一书中，就有"脾瘅""消渴"等糖尿病相关论述。东汉医圣张仲景《伤寒杂病论》更是设专篇论消渴病证治，有效方药至今为医家习用。其后，唐代孙思邈、王焘，金元四大家刘河间、李东垣、张子和、朱丹溪等，著作中都有糖尿病防治相关论述，尤其是在饮食药膳、运动疗法等方面，也积累了丰富经验。新中国成立后，随着中医和中西医结合临床科研工作的不断深化，中医与中西医结合在糖尿病及其并发症防治与养生保健方面，又取得了不少新成果、新经验。系统介绍中医与中西医结合防治糖尿病及其并发症经验，让更多的糖尿病患者和普通民众了解糖尿病相关科学知识，提高防治糖尿病的能力，对提高人类的健康水平具有非常重要的意义。

正是基于糖尿病发病与防治形势的严峻，出于传播糖尿病及其并发症中西医防治相关科学知识的目的，我们受出版社的委托，编写了《糖尿病防治手册之中医生活地图》，以广大民众与糖尿病患者为读者对象，分不同场景，从糖尿病及其并发症与相关病证的诊断、饮食、运动、用药等方面，对糖尿病及其并发症相关知识与生活宜忌等，用通俗易懂的语言，从中西医结合的视角进行了系统全面的介绍。

本书最大的亮点就是把中医对于糖尿病的最新认识引入其中，从中西医结合的角度出发，在中药、针灸、饮食、运动等各方面把以肝脾肾三脏同调、扶正与祛邪兼顾的中医学防治糖尿病的最新理念贯穿其中。本书既全方位展示了现代中医学防治糖尿病的原则和方法，让读者能够全面了解中医学和西医学对糖尿病的认识，轻松学会系统科学的预防和治疗糖尿病的方法，更有助于让广大读者领悟防治糖尿病的科学理念，树立信心，像健康人一样生活。

本书的作者，都是在临床和科研一线从事糖尿病防治和研究工作的著名专家学者，书中汇集了他们在糖尿病防治方面的经验和智慧。相信此书的出版，一定能有利于糖尿病相关科学知识的传播，让广大民众获得防治糖尿病的基本知识和技能，从而有效预防糖尿病的发生，并为广大糖尿病患者日常用药与自我调养提供有力帮助。

高思华

2016 年 5 月于北京

目 录
CONTENTS

第一场景　检查诊断室 ——糖尿病患者的病情评估　/ 055

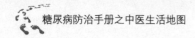

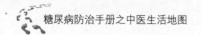

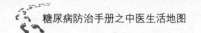

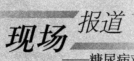

现场报道

——糖尿病对人类的危害

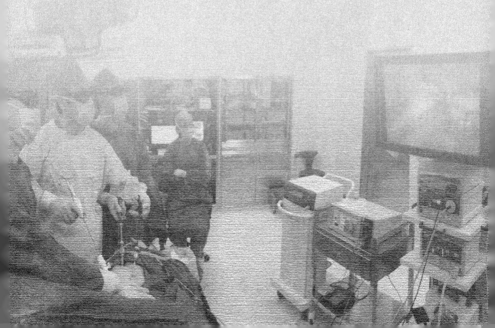

最新的调查资料表明，我国糖尿病发病率接近10％，糖耐量异常发生率超过10％。由此可见，我们周围将会出现越来越多的糖尿病患者和糖代谢异常的人，提高整个人群的糖尿病及其相关知识水平就显得格外重要。下面我们将就糖尿病的危害、糖尿病的危险人群、糖尿病的易患因素等糖尿病患者及其家属关心的问题一一道来，希望能够通过这些问题的解答来增强大家对糖尿病的认识，减少走入误区的机会，正确防治糖尿病及其并发症，获得较高的生活质量。

一、糖尿病就在我们身边

✚ 糖尿病有哪些危害

我们身边很多糖尿病患者自己没有明显的不适，就是血糖偏高，所以对于血糖的控制也不是很在意。其实这是很危险的，因为没有什么不舒服不代表疾病不严重，有很多患者就是因为有了肾功能不全或视力障碍的症状，才发现原来是糖尿病并发肾病或并发眼病造成的。糖尿病对人的危害往往是在不知不觉中形成的。所以，只要体检发现了糖尿病或糖代谢异常，就一定要认真对待。

糖尿病对人类健康的危害是很大的，除了典型的症状之外，糖尿病引起的多种急慢性并发症更是糖尿病患者致死、致残的重要原因。

首先，让我们来认识一下糖尿病会出现哪些症状：

糖尿病患者经常会出现口干多饮、多食易饥、尿频多尿、烦躁焦虑、体重下降、失眠乏力等症状，影响患者的生活和工作，使生活质量下降，工作效率降低。

糖尿病患者往往免疫力下降，抵抗力减退，可引发各种感染，如皮肤疖肿、糖尿病足、泌尿系感染等等。

其次，若血糖明显升高得不到及时控制，会出现多种急性并发症如糖尿病酮症酸中毒、乳酸性酸中毒、高渗性昏迷等，患者可出现恶心、嗜睡等症状，严重者出现昏迷，治疗不及时可危及生命。

然而糖尿病最主要的危害并不是血糖代谢紊乱出现的各种临床症状和急性并发症，而在于血糖长期控制不佳所引起的各种慢性并发症，如糖尿病性心脏病、糖尿病性肾病、糖尿病性视网膜病变及糖尿病性四肢坏疽等，这些慢性病变最终导致心肌梗死、中风、失明、肾衰竭、糖尿病足等严重后果。近些年，随着降糖药及胰岛素的应用，以往威胁患者的急性并发症得到了控制，但糖尿病的慢性并发症却逐年增多，糖尿病已被确定为导致脑中风、心脏病、肾病、失明等严重疾病的主要原因之一。糖尿病患者并发心、脑血管疾病的概率是普通人的 2 ～ 4 倍，5 年以上的糖尿病患者脑动脉硬化的发生率高达 70%；糖尿病患者失明发生率是一般人群的 10 ～ 25 倍，糖尿病性视网膜病变已成为四大主要致盲疾病之一；糖尿病患者肾衰竭发生率是一般人群的 17 倍……因此应对糖尿病引起的各种慢性并发症高度重视，在积极控制血糖的基础上，减少各种危险因素，防止或延缓慢性并发症的发生和发展，才是至关重要的。

糖尿病患者为何越来越多

大家是否觉得身边患糖尿病的人越来越多了？到底在全球范围有多少人患有糖尿病呢？世界卫生组织曾经做过预测：2025 年全球糖尿病患者将突破 3 亿。糖尿病已成为当今危及人类健康的常见病、多发病和慢性非传染性流行病。目前估计我国的糖尿病患者超过 9000 万人，还有约 1.5 亿的糖尿病前期患者。

究竟什么原因使我们身边的糖尿病队伍越来越庞大了呢？主

要原因有以下几个方面：

（1）人口的老龄化　糖尿病的发病率随着年龄的增加而增高。由于社会保障体系的发展和医疗条件的改善，人均寿命明显延长，逐步进入老龄化社会。这是糖尿病发病率增高的一个主要原因。

（2）生活习惯的改变　饮食上由以前仅处于温饱状态转变为高脂肪、高蛋白、高热量的"小康"模式；而各行各业的体力劳动以及城市家庭生活中的体力劳动大大减轻，体力活动又明显不足，无法消耗体内过剩的热量，体重超重甚至肥胖人群的比例明显升高，成为2型糖尿病的一个重要危险因素。同时现代生活节奏加快，工作压力增大，很多人长期处于精神紧张状态，也是糖尿病的诱因之一。

（3）对健康的关注和糖尿病知识增多　人们的物质生活得到满足，开始关注自己的健康问题，于是更多人群坚持定期体检，很多患者都是在体检时发现血糖升高，这也使糖尿病的发现率提高了。

哪些人易患糖尿病

糖尿病发病率这么高，危害那么严重，后果又如此可怕，什么样的人容易得糖尿病呢？虽然目前糖尿病发生的确切原因尚不清楚，但是下面几类都属于易患糖尿病的高危人群：

（1）有糖尿病家族史的人群　糖尿病患者的第一级亲属，包括父母、兄弟姐妹、子女以及2型糖尿病患者的同卵双胞胎兄弟姐妹。

（2）肥胖人群　肥胖或经检查自身免疫抗体反应阳性的儿

童、成年肥胖者，尤其是腹型肥胖者。

（3）有异常妊娠史的妇女　在妊娠期间出现糖尿病或葡萄糖耐量受损但分娩后正常的妇女、有出生巨大婴儿（体重 >4kg）史的妇女。

（4）生活方式急剧改变者　由农村迁居城市的人，从较多体力劳动的农村生活改变为出门坐车、上下楼乘电梯，长期高热量、高脂饮食，缺乏运动；从传统的以五谷杂粮为主食，改变为西方的奶油、肉食品等为主的生活方式。

（5）患有某些慢性病者　高血压、冠心病、血脂异常者，如甘油三酯增高、高密度脂蛋白降低的人。

（6）40 岁以上的人　有调查显示 40 岁以后的糖尿病患病率迅速增长。这是因为随着年龄的增长，胰岛细胞功能逐渐减退。

对照一下，如果你具备上述的一条或者几条，就需要经常去看看医生，检查一下身体，并注意规律的生活起居和适当的运动锻炼了，因为你比其他人更容易被糖尿病击中。

糖尿病会遗传吗

很多人因为父母或者兄弟姐妹患有糖尿病，就会产生这样的疑问：糖尿病会遗传吗？

糖尿病的发病与遗传因素还真有着密切的关系，有糖尿病家族史的人群，其糖尿病患病率显著高于普通人。糖尿病有遗传倾向，这在 2 型糖尿病中更为明显。同卵双胞胎共患 2 型糖尿病的一致性约为 90%。双亲均是糖尿病者，其子女患糖尿病的机会较大；双亲中一人患糖尿病者，其子女患糖尿病的风险较前者相对小。实际上，遗传的不是糖尿病本身，而是糖尿病的易感倾向，或者说是容易患糖尿病的基因类型，这类人群在受到各种环境因素、肥胖、病毒感染等长期作用时容易诱发糖尿病。也就是说即使父母患了糖尿病，并不代表其子女一定会患糖尿病，只是他们患病的机会比其他人要高得多。尽管如此，只要注意避免不良的生活方式、减少热量摄入、增加运动等预防措施，还是可以避免糖尿病的发生的。

为什么说糖尿病是吃出来的

现在大家生活好起来了，很多以前吃不到或不常吃到的食物不仅都能满足需求了，而且饮食结构也发生了巨大的变化。大多数人的饮食结构从以粗粮、蔬菜为主变成了以精米白面、大鱼大肉、蛋奶等高热量、高脂肪为主，总热量及总脂肪的摄入量明显增多，呈营养过剩的状态。热量在体内的蓄积会出现高血脂，也会导致肥胖症的发生。高血脂和肥胖都可以使机体的胰岛素受体对胰岛素的敏感性明显降低，我们称之为"胰岛素抵抗"。人在进食后将糖吸收进入血液，并通过血液运送到周身，胰岛素是调节血糖代谢最重要的激素，胰岛素能够正常发挥作用血糖才能被人体利用，同时将血液中的葡萄糖水平维持在正常范围内。当机体对胰岛素的敏感性降低而产生胰岛素抵抗后，肝、肌肉等组织对葡萄糖利用障碍，血糖就会升高；血糖一升高，机体就会发出信号促使胰岛 B 细胞加大工作量，分泌更多的胰岛素来降低血糖水平，久而久之就会产生高胰岛素血症；短时间内胰岛 B 细胞功能还可以代偿，但时间久了胰岛 B 细胞长期超负荷地工作，就会因过度劳累而出现胰岛素分泌功能的失代偿，当出现胰岛素的相对不足和 / 或机体利用胰岛素的功能严重缺陷，就形成了 2 型糖尿病。因此可以说糖尿病是吃出来的。

为什么说糖尿病是烦出来的

现代社会的工作和生活节奏明显加快，人们的生活压力、就业压力、工作压力也越来越大，加上空气污染、道路拥堵、城市噪声等环境因素的影响，使人们容易产生烦躁、情绪低落、精神紧张等，这些心理、精神层面的负压力都与糖尿病的发生有着密切的关系。相关研究已经证实了精神因素是糖尿病的一个诱因。这是为什么呢？一是因为长期的情绪障碍会扰乱下丘脑摄食中枢，结果是造成多食甚至部分人发生夜间进食综合征，从而导致肥胖。前面已经提及肥胖可以导致胰岛素抵抗，是糖尿病的重要危险因素。二是紧张、焦虑、恐惧等应激状态时，体内自主神经和内分泌系统也会发生变化，使得对抗胰岛素的激素分泌增多，这些对抗胰岛素的激素不仅会导致糖代谢异常，使血糖、血压升高，同时还能间接地抑制胰岛素的分泌和释放，长期恶性循环，会造成胰岛 B 细胞功能衰竭，使高血糖症状越来越严重，持续这种状态，就会发生糖尿病了。特别是中老年人，胰岛 B 细胞和其他内分泌激素对精神因素和不良情绪的强烈反复刺激特别敏感，很容易诱发糖尿病。所以说糖尿病是烦出来的。因此，在生活中我们一定要学会疏导和释放自己的不良情绪，避免精神紧张，培养健康的兴趣爱好和适当运动的习惯，以预防糖尿病的发生。

为什么说糖尿病是累出来的

随着现代社会的工作和生活节奏的加快，社会责任的增多，人们大都承受着不同程度的工作和生活压力，特别是大城市的上班族、白领们，工作负荷大、应酬多，几乎都存在不同程度的疲劳，包括劳力过度、劳神过度及房劳过度等方面，甚至过度劳累导致了亚健康状态，这些因素也会增加患糖尿病的风险。以色列特拉维夫大学的一项研究发现：高度工作负荷和压力的人，患2型糖尿病的概率比工作负荷和压力小的人高84%。这是为什么呢？因为长时间处于过度劳累的状态，一是会导致身体的神经系统功能紊乱，出现内分泌失调，导致代谢紊乱而引发糖尿病；二是会因为工作而作息不规律，错过了吃饭的时间，随之在后面的加餐中再摄入过多的热量，势必导致血糖、血脂和激素水平的增高，长期处于这种状态便会诱发糖尿病；三是会因为过度劳累或营养失衡，抵抗力下降，容易引起病毒感染，如腮腺炎病毒、柯萨奇B4病毒等，这些都会引起自身的免疫反应而导致糖尿病。因此，劳累也是糖尿病的"促发剂"，所以说糖尿病是累出来的。

为什么说糖尿病是闲出来的

怎么糖尿病又和"闲"有关系呢？这里"闲"指的是不运动。主要是指人们越来越依赖于高科技带来的各种便捷，出门以车代步、上下楼坐电梯、家务劳动靠电器，加上人们在繁忙的工作之余也没时间健身，得不到足够的运动锻炼，无法消耗高脂肪、高蛋白及暴饮暴食所产生的过剩热量，这不仅使得肥胖和高血脂的发病率增高，还降低了胰岛素受体的敏感性，从而容易导致糖尿病的出现。从相关统计资料中可以看出：我国农民和矿工的糖尿病发病率明显低于城市居民，这显然与城市居民的体力活动较少有密切的关系。也有研究表明，活动最少的人与最爱活动的人相比，2型糖尿病的患病率要高2～6倍。一定量的运动可促进血液循环，消耗热量，加速血糖分解代谢，提高胰岛素的敏感性，改善糖代谢紊乱；运动还能较好地增加外周组织对葡萄糖的利用，可以起到降血糖的作用；运动还可以加速脂肪组织的分解，降低胆固醇和低密度脂蛋白浓度，纠正血脂代谢异常。体力活动减少将增加患糖尿病的危险，所以说糖尿病是闲出来的。

为什么说糖尿病是不良习惯病

虽然糖尿病发生的原因有很多，但是不良的生活习惯应该算作罪魁祸首！目前，我国的糖尿病患病率以惊人的速度增长，与平时人们的不良生活方式和习惯有着密切的关系。首先在饮食方面，不良饮食习惯（如进食过快、零食不断、不吃早餐、偏食等）、不合理的饮食结构（如高脂食品、高盐饮食、晚餐丰盛等）都会导致进食过多，每日摄入食物的总热量超标，引起肥胖，也带来高血脂和高血压，成为糖尿病的危险因素。其次为不良嗜好，我们都知道吸烟酗酒有害健康，同样吸烟、酗酒与糖尿病也有关系。美国学者进行了一项历时 10 年的调查研究，研究对象是 41810 名男性志愿者，每两年一次问卷调查，发现每日吸 25 支香烟以上者比不吸烟者患糖尿病的危险大 4 倍。已停止吸烟者（包括 10 年前已戒烟者）患糖尿病的危险性也比那些从未吸烟的人高 30%。酒精是在肝脏代谢，长期过量饮酒会引起酒精肝、脂肪肝、肝硬化等，还会影响胰腺和心脏。此外，还有诸如运动减少、应酬增多、经常熬夜、长期紧张焦虑等不良习惯均会影响人的内分泌和代谢，也是糖尿病的重要诱因。所以说糖尿病是不良习惯病。

中国糖尿病的发病情况有哪些特点

我们前面说了很多糖尿病发生的影响因素,到底在我国糖尿病的发病有什么特点呢?近30年来,我国糖尿病患病率显著增加,1980年全国14省市30万人次的流行病学资料显示,糖尿病的患病率为0.67%;1994至1995年间对全国19省市21万人进行流行病学调查,发现25～64岁糖尿病患病率为2.5%。近10年糖尿病的发病率增加更为严重,在2002年的全国营养调查中,在18岁以上的人群中,城市人口的糖尿病患病率为4.5%,农村为1.8%。2007～2008年,中华医学会糖尿病学会对全国14个省市的48431人进行了流行病学调查,通过加权分析,在考虑性别、年龄、城乡分布和地区差别的因素后,估计我国20岁以上的成年人糖尿病患病率为9.7%,糖尿病前期——糖耐量异常患病率为15.5%。由此推测,中国成人糖尿病患病人数已达9240万,此外,每年有10%～20%的糖耐量异常的患者发展为2型糖尿病。我国可能成为糖尿病患病人数最多的国家。

我国糖尿病人群中以2型糖尿病为主,所占比例高达93.7%,1型糖尿病约占5%,其他类型糖尿病仅占0.7%;城市妊娠糖尿病的患病率接近5%。经济发达程度与糖尿病患病率有关,发达地区的糖尿病患病率明显高于不发达地区,城市高于农村。

没有糖尿病家族史就不会患糖尿病吗

刚刚我们讲了糖尿病是与遗传有关的,那就会有人问了:没有糖尿病家族史也会患糖尿病吗?我们都知道,遗传因素在糖尿病的发病中起着重要作用，但是决定糖尿病是否发生还有其他因素的存在，如环境因素、病毒感染、不良生活习惯等。有的人虽然没有糖尿病的家族史，但平时喜食肉类、煎炸等高脂肪、高蛋白、高热量饮食，加之运动少、熬夜、吸烟酗酒、肥胖等，给患糖尿病提供了条件。我们都有体会，十几年前父辈中患糖尿病的人不多，而现在小辈人同辈人中糖尿病患者却越来越多，遗传性状没有改变，改变的是生活水平和生活方式。这就说明，没有糖尿病家族史并不能肯定不会患糖尿病。

吃糖易得糖尿病吗

众所周知，糖尿病患者血糖高，不宜吃糖，那么吃糖容易引起糖尿病吗？糖尿病是由遗传、环境、肥胖、体力活动少等多种因素共同引起的一组以糖代谢紊乱为主要表现的临床综合征，即体内失去正常的自动调节血糖的功能而发生血糖升高。糖尿病发病机理是胰岛 B 细胞分泌胰岛素的功能降低和胰岛素的作用障碍，致使体内的血糖不能被正常利用和代谢而造成的。从这一点上来说，糖尿病的发生与吃糖没有直接的关系。但是大量摄取单糖、双糖会促使代谢紊乱、肥胖等发生率增高，从而导致糖尿病的发生。另外有糖尿病家族遗传史等潜在糖尿病风险的人群会因为大量摄取单糖、双糖而容易诱发糖尿病，这在老年人群中尤为明显。老年人属于糖尿病高危人群，有不少老年人本来就是隐性糖尿病或轻症糖尿病患者，他们没有明显的症状，空腹血糖也正常或糖耐量异常，在这种情况下如果大量摄入单糖、双糖，就会迅速发展为显性糖尿病，因此老年人要尽量少吃糖和甜食。

只有老年人才会得糖尿病吗

现在不少中青年人都认为糖尿病的高发人群是老人年，所以糖尿病离自己还很远。真的是只有老年人才会得糖尿病吗？不是！2型糖尿病的人群已经越来越年轻化，不再局限于老年人，而1型糖尿病更是常见于年轻人。遗传和环境因素起了重要作用，我国青少年糖尿病患者已占糖尿病患者总数的5%，且每年以10%的幅度继续上升。而且年轻人患糖尿病的危害要远远大于老年人，因为他们的病程更长，并发症的发生概率更高，很多年轻的糖尿病患者，甚至在三十几岁就出现动脉硬化、视网膜病变。所以，年轻人对于糖尿病更要重视。

糖尿病离孩子有多远

不少家长认为糖尿病的高发人群是中老人年，所以糖尿病离自己的孩子还很远。实际上儿童也会患糖尿病，包括1型和2型糖尿病，甚至新生儿也可能患糖尿病。

儿童患1型糖尿病存在遗传因素，是多基因、多因素作用的结果，多由病毒感染引起，如腮腺炎病毒、风疹病毒、水痘病毒、EB病毒等，在患病前多有腮腺炎、反复咽炎、水痘等感染性疾病的病史，感染病毒后对自身胰岛产生免疫反应，破坏胰岛细胞，使得胰岛素缺乏而发病。

儿童2型糖尿病多与肥胖、遗传有关，现代儿童对高脂肪、高蛋白食物摄入过多，导致肥胖的发生率升高，发生肥胖相关性疾病的危险性明显增加，如高脂血症、脂肪肝、糖耐量异常、胰岛素抵抗等等，从而演变为2型糖尿病。我国儿童和青少年的肥胖率现状堪忧，校园里小胖墩随处可见，肥胖越严重，患糖尿病的可能性越大。

肥胖者一定会得糖尿病吗

肥胖是一个公认的诱发糖尿病的重要因素，肥胖的程度与糖尿病的发生率呈正比，尤其是腹型肥胖的人群，比脂肪集中在臀部与大腿上的人更易患病。腹部脂肪的增多会使胰岛素的降糖作用受阻，产生胰岛素抵抗，胰岛 B 细胞必须分泌更多的胰岛素才能把血糖控制在正常值，长期超负荷工作最终导致胰岛 B 细胞功能衰竭而发生糖尿病。虽然如此，并不是所有肥胖的人都会得糖尿病。调查结果表明，大约 50% 的肥胖者将来会患上糖尿病。尽管肥胖者并不一定都会发展成为糖尿病，但是据有关资料统计，肥胖者发生 2 型糖尿病的危险性是正常人的 3 ～ 4 倍，体重每增加 1kg，患糖尿病的危险至少增加 5%。肥胖人群越多的地区，糖尿病患病率也越高。随着年龄增长和体力活动减少，人体肌肉与脂肪的比例也在改变。自 25 到 75 岁之间，肌肉组织逐渐减少，脂肪组织逐渐增多，因此造成了老年人，特别是肥胖的老年人糖尿病的患病率明显增多。

消瘦者就不会患糖尿病吗

大家都知道肥胖是 2 型糖尿病独立的高危因素，民间更有"千金难买老来瘦"的说法，体重指数合格或偏瘦者患糖尿病的风险要比体重超重和肥胖者要小得多。那么消瘦者就不会患糖尿病吗？我们说，肥胖虽然是 2 型糖尿病的主要发病原因，但不是起决定性的唯一因素，糖尿病的发生还与遗传因素和环境因素、生活方式有关，是多种因素共同作用的结果。某些消瘦的患者存在营养不良的情况，长期慢性营养不良，蛋白质、维生素摄入不足，某些氨基酸的缺乏，影响了胰岛细胞的功能，使胰岛素先分泌亢进然后功能衰竭，也会诱发糖尿病。此外，营养不良的患者机体抵抗力下降，增加了感染病毒的机会，产生自身免疫性的胰腺炎，破坏胰岛功能而患病。因此消瘦者也会有患糖尿病的可能，而突然消瘦，同时伴有多饮、多尿、多食的症状时更要高度警惕，一旦出现这些症状，往往是已经患上糖尿病了。

能吃能喝就健康吗

不少人认为自己能吃能喝又没有什么不舒服，是很健康的表现，"吃嘛嘛香，身体倍棒"，怎么也不会和糖尿病牵扯上关系。殊不知食欲太好也可以是患上了糖尿病的表现。糖尿病的典型症状是：多食易饥、口干多饮、多尿及体重下降，人们常说的"能吃能喝"就是典型表现。糖尿病与不良生活方式有关，特别是饮食上无节制，吃得太多、吃得太好都容易患糖尿病，所以又被称为"富贵病"。因此，不要能吃能喝就自以为健康，而要警惕糖尿病！

吸脂术有助于治疗糖尿病吗

肥胖特别是腹型肥胖的人群患糖尿病的概率比正常人高得多，而且肥胖症会引起胰岛素抵抗，不利于糖尿病患者血糖的控制。随着生活水平的提高和观念的改变，吸脂术成为人们对美和健康追求的一种方法和手段。吸脂术是一种抽吸脂肪的外科技术，通过微小的皮肤创口去除多余的皮下脂肪，以雕塑体形的手术方法。吸脂术可以在一定程度上减轻肥胖者的体重，那么吸脂术减肥也有助于糖尿病的治疗吗？早在 2002 年，德国雷根斯堡大学的糖尿病专家贝蒂娜·齐茨就指出，尽管外科吸脂手术能使肥胖症患者体重减轻，但其对肥胖型糖尿病并无积极治疗效果，因为吸脂手术只能减去皮下组织中有限的脂肪，在整个躯体及内脏（肝脏、心脏）脂肪中所占比例不大，而与糖尿病相关的脂肪基本上位于人体腹腔内，因此吸脂手术只是外形的改变，达不到降低内脏脂肪含量和血脂的目的，对糖尿病治疗并无实质性帮助。通过严格控制饮食、增加运动等生活方式的改变才是取得疗效的积极选择。

糖尿病能根治吗

既然糖尿病是一种终身性疾病，到底有没有根治的方法？现在很多媒体上的广告宣传说有根治糖尿病的灵丹妙药，这是真的吗？在这里告诉大家，千万不要相信此类宣传。糖尿病的发生与胰岛功能减退或衰竭有关，就目前的认知水平来看，胰岛细胞的凋亡是一个很难逆转的过程，其病因非常复杂，现在还未研究清楚，也就没有针对病因的治疗方法，所以糖尿病一旦发生，往往需要终身治疗，通过药物、控制饮食和运动控制血糖的平稳，尽量避免并发症的出现。也就是说，目前还不敢说有根治糖尿病的灵丹妙药。然而，随着医学的发展，将来可以根治糖尿病也不是绝对不可能。比如胰腺细胞移植就给糖尿病患者带来了新的希望。胰腺细胞移植就是从健康者胰腺中分离出胰岛组织，通过短暂的体外培养后移植到患者腹腔内的一种治疗方法。其主要方式是将有分泌胰岛素功能的胰岛细胞团移植到糖尿病患者的肝脏，在肝脏生长及分泌胰岛素，从而达到与外源注射胰岛素同样的治疗效果，若获成功，将给糖尿病患者带来福音。但是胰岛细胞移植在国内尚处在研究阶段，其有效性、实用性及安全性都有待充分的临床证据证实。而且如果胰岛素抵抗的状态不能改变，移植成长的胰岛细胞团也会因疲劳过度而功能衰退。因此，还是建议患者合理控制饮食，适量运动，保持正确的生活习惯，正确选择降糖药物，以最大限度地改善糖代谢，将血糖控制在理想范围。所以说，对于糖尿病患者而言，你的配合和医生的指导才是治疗糖尿病的灵丹妙药。

糖尿病患者能结婚生子吗

虽然目前糖尿病还不能够根治，但是无论哪种类型的糖尿病，只要通过治疗将血糖控制在理想范围，一般是不会影响糖尿病患者结婚生子的。但是对于女性糖尿病患者要特别注意妊娠问题，必须认识到在妊娠期间强化血糖控制的重要性。因为在妊娠时，很多激素会发生改变，因而也会导致血糖水平的变化，糖尿病与妊娠相互影响，如果处理不当，甚至可能引起严重的后果，如妊娠期间高血糖不仅可导致胎儿发育异常、新生儿畸形、巨大胎儿等，还可导致新生儿低血糖发生的风险增加。因此女性糖尿病患者计划妊娠前需要将血糖控制到满意水平。同时要知道高血糖可能给母婴带来的危险，一定要在受孕前进行全面检查，包括血压、心电图、眼底、肾功能等，由糖尿病专科医师和妇产科医师来评估是否适合于妊娠。适合妊娠的糖尿病患者在妊娠后一定要跟踪体检，由医师决定是否需要停用口服降糖药物，改用胰岛素控制血糖等。最后，在整个妊娠期间都要密切观察病情，尤其是要把血糖和血压控制在满意水平，使患者能顺利生下健康的宝宝。

糖尿病患者能做手术吗

很多患者都知道糖尿病容易诱发感染，影响伤口愈合，因此总是担心自己不能做手术，果真是这样吗？的确，糖尿病大血管和微血管并发症可增加手术风险，而且手术应激可使血糖急剧升高，造成糖尿病急性并发症发生率增加，这也是术后死亡率增加的原因之一。当患有其他疾病需要进行手术治疗时，糖尿病患者总是害怕而不敢手术。虽然糖尿病患者进行手术具有一定的危险，但并不是不能接受手术。只是要注意在手术前必须将血糖控制在理想水平，还要对患者进行全面检查，了解并发症情况、心肝肾功能，对血压、血脂等给予满意控制。还需要外科医师、糖尿病专科医师及麻醉医师之间良好的沟通和协助，术前、术中、术后应该使用胰岛素使血糖稳定在理想范围。术前要充分了解手术类型和大小，大手术可能会引起大的应激反应，需要增加胰岛素用量。术后要密切注意血糖情况，加强护理。

保健品和降糖药哪个更好

现代人越来越热衷于服用保健品来养生治病，糖尿病患者更是希望能通过保健品来降血糖，认为安全无副作用，长期服用比降糖药更安全。保健品真的比降糖药好吗？其实两者没有可比性，是不能画等号的。降糖药物是针对糖尿病的发病机理所研发出来的一类具有治疗作用的药物，具有规定的适应证、用法和用量。而保健品是一类有特定保健功能的食品，可调节机体功能，虽可以辅助调节血糖，但不以治疗为目的。保健品对人体有一定的益处，例如膳食纤维类保健食品中的膳食纤维是一种活性多糖组分，有助于糖尿病患者降糖、降脂。含微量元素类保健食品中的微量元素铬、锌、钙等均是改善糖代谢的非常重要的元素。其中，铬作为胰岛素正常工作不可缺乏的一种元素，参与人体糖脂代谢，维持正常的血糖水平；锌能增加胰岛素的活性；而钙则能降低血糖，并有降血脂作用。虽然如此，糖尿病的治疗仍然还是离不开降糖药物，保健品只能起到辅助作用，无法代替降糖药物。需要警惕的是，目前一些广告宣传的保健品甚至是非法添加包括口服降糖药在内的各种违禁成分，容易导致血糖控制不良或者低血糖，甚至还会出现严重的不良反应。所以，选择保健品一定要注意识别真伪。还要注意的是，一些中药类的保健品是要根据人的体质类型或证候特点辨证使用的，最好在中医医师的指导下使用。

二、糖尿病的危险信号

很多人体检时发现血糖升高，可又没有典型的糖尿病三多一少的症状，就以为不是糖尿病，殊不知有些糖尿病的症状并不典型。其实，只要血糖升高，就是身体已经给你发出了糖尿病的危险信号，提醒你必须要注意了。那么，哪些现象是糖尿病经常出现的危险信号呢？下面让我们一一道来。

容易困倦乏力

在正常情况下，糖是机体最主要的能量来源，当人体的胰岛素绝对或相对缺乏时，血液中的糖虽然足够多，但是不能充分进入肝脏、肌肉组织的细胞内，机体组织就得不到很好的营养，身体就没有足够的能量，所以会感到困倦乏力。此外，在糖代谢紊乱时，由于肝脏、肌肉组织摄取的氨基酸减少，蛋白质合成减弱，分解代谢加速，导致代谢紊乱，电解质出现异常，也会导致患者出现乏力、组织修复能力和抵抗力降低等症状。所以，当你常常出现困倦乏力时，很可能是糖尿病在向你招手了。

饭前心慌手抖

饭前心慌手抖常常是低血糖的表现，反复出现低血糖可能是以高血糖为主要特征的糖尿病的早期信号，这和胰岛素分泌延迟有关。在糖尿病前期或早期糖尿病时，由于胰岛 B 细胞功能下降，不能对血糖升高做出及时的反应，而是延迟一定时间，胰岛素的分泌变得与血糖水平不同步。当进餐之后，血糖升高但胰岛素分泌不出来，其分泌的高峰已经滞后 2 小时左右，并且在 3～5 小时（通常在下一餐前）仍然维持高水平，这时候血糖已经下降，而不恰当的高胰岛素水平更导致血糖明显降低，因此就在下一餐前出现了心慌手抖的低血糖反应。有类似症状的患者，最好尽快就诊，通过口服葡萄糖耐量延长试验和检测胰岛素水平，就能得出明确的诊断。

经常口渴多食

口渴多食是糖尿病典型症状之一，尤其表现在病情较重的或控制不好的糖尿病患者。因血糖过高，在体内不能被充分利用，糖分经肾小球滤出，尿糖增加，致使肾小球滤液的渗透压增高，不能完全被肾小管重吸收，就会产生尿频和尿量多。血糖越高，尿量越多，排出的糖也就越多。由于多尿，水分丢失过多，会发生细胞内脱水，机体为了补充缺失的水分会反馈刺激口渴中枢，让人感觉口渴，大量喝水来补充体内水分的不足。因此排尿越多，饮水自然增多，形成正比关系。再由于尿中丢糖过多，使机体的能量处于半饥饿状态，能量缺乏便引起食欲亢进，食量增加，进一步导致血糖升高，使尿糖更多，如此反复，形成恶性循环。所以，当经常出现口渴多食时，要及时去看医生了。

视力下降

临床上有不少患者是因为看不清东西，视力下降去眼科检查时发现眼底出血，转到内分泌科才知道自己得了糖尿病。血糖升高可通过晶状体外渗透压的变化来影响晶状体的调节能力，从而影响视力。而且长期血糖升高，可引起体内一系列代谢紊乱，导致全身微血管病变，当损及眼底视网膜血管，即发生糖尿病性视网膜病变，表现为视力下降、视物模糊、两目干涩等。流行病学调查表明，大约有75%不重视血糖控制的糖尿病患者，在发病15年内发生糖尿病性视网膜病变。在糖尿病患者中，发生糖尿病视网膜病变者，达50%以上。年龄愈大，病程愈长，眼底病变的发病率愈高，而患有眼底病变的年轻人较老年人危险性更大，预后更不好。若糖尿病能得到及时控制，不仅眼底病变的发生机会少，同时对视网膜损害也较轻，否则视网膜病变逐渐加重，发生反复出血，导致视网膜增殖性改变，甚至视网膜脱离，或并发白内障。所以当出现视力下降时一定要及时就医。

手足感觉异常

有的患者常会感觉到四肢麻木发凉，或蚁行感，或戴手套、袜套感，或疼痛等感觉异常，尤其以手指及脚趾感觉明显，对症治疗无明显效果，这很可能是糖尿病引起的周围神经病变。为什么糖尿病会出现手足感觉异常呢？因为若长期的高血糖得不到较好的控制，会导致脂质代谢紊乱，异常代谢产物可直接损伤神经，也可影响神经的营养及血液循环，引起血管的狭窄，肢体的微循环障碍，使得周围神经缺血缺氧，接下来就会发生神经变性坏死，出现周围神经病变。糖尿病周围神经病变除了肢体疼痛的表现，还有肢体温度觉的下降，患者常常因为对高温的不敏感，容易出现肢体的烫伤，因此必须给予足够的重视。

常常胃胀恶心

说起胃胀、恶心，大多数人会以为是消化系统疾病的表现，殊不知糖尿病也会引起胃胀恶心的症状，这就是临床上所说的糖尿病性胃轻瘫。可表现为饭后饱胀感明显，恶心，食欲差，做胃运动功能检查发现胃动力减退和排空延迟。糖尿病性胃轻瘫是糖尿病最常见的并发症之一，50%～76%的糖尿病患者可并发胃动力障碍。这是因为血糖升高可以引起自主神经功能障碍，导致胃肠平滑肌的收缩力减低而出现胃轻瘫。由于胃蠕动减弱，造成胃窦无张力和排空延迟，而幽门收缩时间延长，故常常出现胃胀、恶心、呕吐。若患者反复出现类似的症状，针对胃肠道和肝胆系统治疗无明显缓解或易复发时，那就应该去查查血糖了。

反复腹泻或便秘

血糖升高会导致自主神经损害，还会导致肠功能的改变。若交感神经抑制功能受损引起肠道运动加速可出现腹泻；而迷走神经运动功能减弱则会引起肠蠕动减慢，又可出现便秘。当食物在肠内滞留时间延长，又会导致细菌过度生长，促使胆盐分解，脂肪吸收不良，便会再引起腹泻。糖尿病腹泻，夜间较白天多见，大便常为稀水样或半稀便，量不多，无黏液和血，没有明显的腹痛，有时会出现腹泻与便秘交替，用消炎、止泻药效果不佳。血糖愈高则腹泻与便秘愈重，严重时甚至可危及生命。糖尿病导致的反复腹泻或便秘以中老年人居多。因此，中老年人一旦发生慢性腹泻，除想到消化不良、肠炎和肠道肿瘤外，应考虑到糖尿病腹泻的可能。

皮肤瘙痒

皮肤瘙痒在糖尿病患者中很常见，发生率为10%～40%。其中全身广泛皮肤瘙痒者，多见于老年患者，部位不定，而且非常顽固；局限性瘙痒主要发生于外阴或肛门周围。皮肤是人体最大的排泄器官，糖尿病患者体内过高的糖分及其他代谢产物，会随着汗液、皮质腺液排泄出来，刺激皮肤而引起瘙痒；或因皮肤含糖量增高、乳酸增加，致使皮肤长期处于慢性脱水状态，出汗减少，皮肤过度干燥而瘙痒。此外，神经性反射、尿毒症等亦可引起患者皮肤瘙痒。患者外阴局部瘙痒多因尿糖刺激或由于血糖增高，机体防御病菌的能力下降，细菌、真菌趁机入侵感染而引起。另外，糖尿病患者多有神经末梢炎，感觉神经敏感度增高，痒阈值降低，对外界刺激极为敏感，如冷热变化、衣服摩擦、接触化纤皮毛织物、饮酒食辣等均可诱发皮肤瘙痒。

外阴瘙痒

当血糖增高，多余的糖分进入尿液中，尿液中的糖分升高，导致阴道内糖分增多，易改变阴道的酸碱平衡，使阴道酸性增加，给白色念珠菌等霉菌的生长繁殖创造有利条件，导致阴道炎症和瘙痒的产生。女性朋友如果经常发生阴部瘙痒，特别是中老年女性反复外阴瘙痒，妇科治疗效果不佳者，要看看是不是血糖出了问题。

排尿无力或困难、反复泌尿系感染

糖尿病容易并发反复泌尿系感染，发生率约为20%，而在女性人群的发生率可达30%，这是因为糖尿病患者尿中含有糖，使得细菌容易繁殖、生长。而排尿是在神经的控制下进行的，糖尿病会引起自主神经病变，当支配膀胱的神经受到损害，会使膀胱的感觉缺损，就算膀胱中的尿液量已经很多了也可能不产生要排尿的感觉。此外排尿的过程是在膀胱逼尿肌和括约肌的协调合作下完成的，当两者受损，导致膀胱肌无力，排尿时无力推动尿液排出，也会出现排尿无力或困难。

✈ 勃起困难

糖尿病并发勃起功能障碍率很高，研究表明，50%～75%的男性糖尿病患者存在不同程度的勃起功能障碍。一般认为糖尿病是勃起功能障碍最重要的危险因素，1型和2型糖尿病患者勃起功能障碍的发病率是正常人的3倍。糖尿病勃起困难可发生在任何年龄，随着年龄的增加发病率也不断增高。大多数患者是在糖尿病发展过程中形成的，勃起功能障碍也可以是糖尿病的早期症状之一。因此，人到中年，出现勃起功能障碍时，就应引起必要的警觉，及时去医院检查血糖。糖尿病引起勃起功能障碍可能与神经病变、血管病变和平滑肌病变有着密切关系，若体内处于高血糖状态，神经不能准确地传达"指令"，则导致勃起困难。同样，也可能存在精神-心理因素及生殖-内分泌因素。

✈ 身体过胖

肥胖，尤其是腰围增粗的腹型肥胖对健康造成巨大危害。肥胖者患高血压、血脂异常、糖尿病的危险性明显增加。在长期肥胖的人群中，糖尿病的患病率可高达普通人群的3倍。而另一方面，在2型糖尿病人中，80%都是肥胖者。腹部脂肪的增多会使机体对胰岛素的敏感性下降，降糖作用受阻，这就是胰岛素抵抗。胰岛素抵抗时胰岛B细胞只能分泌更多的胰岛素才能满足机体的需求，因此，体重越大，就需要越多的胰岛素来维持血糖达到正常水平，这就造成了肥胖者血胰岛素水平高于普通人。随着胰岛B细胞长期"超负荷工作"，其合成胰岛素的功能就逐渐衰竭，导致胰岛素的生成不足。若不能把血糖尽早降低到正常范围，就要发展为显性糖尿病了。

小便泡沫增多

小便泡沫增多主要是由于尿糖或蛋白尿引起的。当血糖升高时，体内大量葡萄糖会从尿液中排出去，尿液的糖分在膀胱内蓄积一段时间后会发酵，从而产生气体，在小便时由于尿液的震荡而产生细小的泡沫。小便泡沫增多还有可能是蛋白尿的信号，由于蛋白质表面张力低，当尿中蛋白质含量多时，可能在尿液表面出现很多泡沫。糖尿病肾脏病变最早期的改变就是尿液中出现蛋白，此时虽然可能没有其他任何症状，但如果得不到积极有效的治疗，就会进一步发展而出现肾功能不全。因此发现小便泡沫增多时，要及时就医。如果泡沫较大或大小不一，并且持续时间较短，这可能是由于尿液中含有的成分使尿液张力增强所致，属于小便冲起的正常泡沫，不必担心。

脱发

因为糖尿病造成全身的代谢紊乱，使毛发的生长失调，同时对毛发的营养供给也出现了障碍，会产生营养不良性脱发。存在胰岛素抵抗的患者，一般雄激素水平较高，雄性激素进入血液循环后，到达头皮经转化作用形成毒性物质刺激毛囊，毛囊能量代谢和蛋白质代谢发生障碍，也会致使头发脱落。所以脱发虽然不是什么大事，但也要足够重视才行。

耳垢增多

耳朵经常痒痒，耳垢（俗称耳屎）明显增多，特别是有糖尿病家族史的人群出现这些情况，可能是糖尿病早期的危险信号。这是为什么呢？因为血糖升高的人耳部耵聍腺及皮脂腺分泌旺盛，形成耳垢较多，且与高血糖的严重程度成正比。一般耳垢增多的阶段，比糖耐量减低还要早一些，这个阶段属于"隐性糖尿病"，此时控制血糖会更容易一些。有实验表明，健康人的耳垢中不含葡萄糖或含量甚微，而糖尿病患者的耳垢中葡萄糖含量多达 0.1 微克。因此，有家族史、肥胖、肚子大腿细的人，在出现耳朵的不适后要想到可能是糖尿病导致的，要尽早去医院做个检查，以便及早捕捉到病变的苗头而早防早治。

三、糖尿病并发症的认识

糖尿病并发症是指在糖尿病基础上所发生的疾病。通常认为，糖尿病并发症的发生与糖尿病患者的高血糖状态密切相关。也就是说，糖尿病是导致这些并发症的"罪魁祸首"。

人们常说，糖尿病不可怕，可怕的是糖尿病的并发症。这是为什么呢？其实，血糖高仅仅是一种病理状态，本身并不可怕，但由此引发的各种心、脑、肾等器官的并发症，才是糖尿病患者致残和致死的主要因素。门诊上，有不少患者是因为出现了糖尿病的并发症前来就诊时才发现患上了糖尿病的。这是因为这些患者虽然早就患上了糖尿病，虽然血糖一直偏高，但自身症状并不严重，甚至十分轻微，因而没有察觉已经得了糖尿病，当然也没有采取应有的治疗措施，致使血糖没有得到有效的控制，等到五六年甚至十年以后，出现了并发症，感觉有明显不适的症状了才来就诊，但此时许多器官已发生了不可逆的变化。所以我们对糖尿病的防治应当高度重视，提高警惕，定期体检，以尽早地发现其"踪影"，及早干预和治疗，这对于提高糖尿病患者的生活质量、延长寿命，有着十分重要的作用。

糖尿病的并发症根据其发病的缓急，可分为急性并发症和慢性并发症两大类。

急性并发症主要有糖尿病酮症酸中毒、低血糖、各种急性感染、高血糖高渗透压综合征、糖尿病乳酸性酸中毒等。

糖尿病酮症酸中毒是糖尿病最危险的急性并发症之一，主要因为感染、饮食过量或治疗不当以及严重外伤、精神刺激以及心肌梗死或脑血管意外等各种应激因素而诱发。是由于血糖过高而造成的一系列代谢紊乱，致使血液中产生大量的叫做"酮体"的有害的物质，这些有害物质在体内堆积而造成酸中毒。轻度酮症酸中毒的表现大多只是原有的糖尿病症状如多尿、口渴等症状加重，出现明显乏力，体重减轻；随着病情进展，往往逐渐出现食欲减退、恶心、呕吐等症状；重度者则可伴有烦躁、昏迷，若不及时救治，可能危及生命。因此，如果你是糖尿病患者（尤其是1型糖尿病患者），近期血糖控制不佳，又出现食欲减退、恶心、呕吐、头痛、烦躁等，应提高警惕，及时到医院检查血、尿的相关指标，以便及早诊治。

低血糖也是糖尿病的常见急性并发症。临床上可表现为出汗、心悸、饥饿、焦虑、紧张、面色苍白、肢体震颤和血压轻度升高等，严重者还可出现视物模糊、复视、嗜睡、意识模糊等。许多具备糖尿病知识的人都知道，使用胰岛素的患者若饮食不规律或运动不当，很容易诱发低血糖状态。其实，不使用胰岛素的2型糖尿病患者也可能出现低血糖。很多人可能奇怪，糖尿病不是血糖高吗？为什么会出现低血糖呢？其实，糖尿病是一种血糖调节和代谢紊乱的状态，很多糖尿病前期或初发2型糖尿病患者，胰岛素的延迟释放，可能导致餐后2～3个小时后出现血糖降低。因此若糖尿病患者发现午餐或晚餐前出现心慌、饥饿，有可能已经出现了低血糖，当出现这些症状时一定要及时监测血糖才行。

除以上两者以外，糖尿病的急性并发症还包括各种急性感染、高血糖高渗透压综合征、糖尿病乳酸性酸中毒等，这里就不一一赘述了。

慢性并发症包括糖尿病相关性心脏病、脑血管病变、肾病、视网膜病变、神经病变、下肢血管病变、皮肤病变、胃肠病变、阳痿等。这些慢性并发症虽然与很多因素有关，但其关键因素还是血糖控制水平和糖尿病病程的长短。若血糖控制不佳，随着患病时间延长，发生慢性并发症的危险就会明显增加。所以，一旦患上了糖尿病，一定要充分重视，从饮食控制、药膳食疗、科学运动、放松身心、按时作息、药物疗法等诸方面尽快把血糖控制到正常范围，以防止并发症的发生。那么，怎样才能知道可能出现并发症了呢？当你出现以下情况时，应前往医院就诊，进行必要的检查，并进一步检查血糖，包括空腹血糖、餐后2小时血糖。因为这些症状可能提示你血糖控制不佳，并且可能已伴随了并发症的发生。

这些值得注意的情况是：

（1）口干、口渴，多饮，多尿，多食易饥。

（2）血压持续偏高，低压超过90mmHg，高压超过140mmHg。

（3）胸闷或前胸后背疼痛。

（4）经常出现间歇性跛行，即走了一段路程以后（一般为数百米左右），出现单侧或双侧的下肢（主要是足部）疼痛或麻木无力，以至跛行，但坐下稍事休息后便可以很快缓解，可继续行走，再走一段时间后，再出现上述跛行状态。

（5）皮肤干燥、瘙痒，难以忍受。

（6）受伤后伤口难以愈合，或四肢及颜面部反复出现疖疮，不易愈合。

（7）反复出现呼吸系统感染（咳嗽、咳痰等症状），或泌尿系统感染（尿频、尿急、尿痛等），使用抗生素效果不明显。

（8）不明原因出现双眼视物模糊。

（9）尿频，尿中出现大量泡沫。

（10）男性不明原因的性功能减退，勃起功能障碍。

（11）经常头晕头疼或肢体麻木。

糖尿病慢性并发症不可避免吗

接受过糖尿病教育的患者都有个基本概念：糖尿病的最大危害是慢性并发症。有不少患者得知自己患糖尿病后过度紧张甚或恐慌，害怕自己会出现各种糖尿病慢性并发症。糖尿病的各种并发症到底能不能避免呢？糖尿病若不经治疗或治疗不当常常会出现不同程度的微血管和大血管慢性并发症，其发病率远远高于一般人。中华医学会糖尿病分会曾对全国30个省、自治区、直辖市的1991年到2000年的24496例住院糖尿病患者进行了调查，其中 73.2% 的患者有一种或多种糖尿病慢性并发症，12.2%的患者并发脑血管病变，15.9% 的患者并发心血管病变，而眼部并发症的患者高达 34.3%，肾脏并发症的患者达 33.6%，神经系统并发症的患者更是超过了半数，达 60.3%，部分并发症的发病率甚至超过了国外水平。一般说来，糖尿病慢性并发症的发生与血糖的高低和病程的长短成正比，发病时间愈长、血糖愈高就愈容易发生。然而，慢性并发症的发生和严重程度还受许多因素的影响，个体之间存在较大的差异，有的人血糖不是很高、病程不是很长就出现了慢性并发症，有的人血糖较高、病程较长也没有出现慢性并发症。因此，不能说患糖尿病后就一定会出现慢性并发症。

如何避免糖尿病并发症的发生

良好控制血糖、血脂、血压等对防止或延缓并发症有积极作用。早在 1993 年美国糖尿病学会一项关于糖尿病控制与并发症试验（DCCT）发现：对于 1 型糖尿病患者，强化胰岛素治疗，使血糖控制到接近正常水平能使糖尿病视网膜病变、糖尿病肾病及糖尿病周围神经病变减少约 60%，并减慢其发展的步伐。2007 年英国糖尿病前瞻性研究（UKPDS）经过 20 年对 2 型糖尿病患者的治疗观察发现：强化胰岛素组将血糖控制到接近正常水平，微血管病变的危险性分别下降 25%，周围血管病变危险性下降 35%，糖化血红蛋白每下降 1%，发生心血管事件的危险性下降 12%。因此控制血糖稳定在理想水平，同时减少影响并发症发生发展的各种危险因素，是可以将糖尿病并发症的风险降到最低的。

糖尿病慢性并发症可以治愈吗

糖尿病的最大危害是慢性并发症，目前有没有治愈这些并发症的方法呢？糖尿病的慢性并发症是由于长期高血糖损害了血管、神经及其他内脏结构，引起大动脉粥样硬化、微血管病变、神经系统损伤等。绝大多数慢性并发症是不可逆转的，临床防治只能延缓其进展，不能根除。慢性并发症是目前糖尿病患者死亡和发生残疾的重要原因，根据世界卫生组织糖尿病有关专家统计，75.67%的糖尿病患者死于慢性并发症，慢性并发症是糖尿病患者致残、致死的主要原因。虽然糖尿病慢性并发症目前尚无根治方法，但并不是不可以预防，而将血糖控制在理想水平是预防糖尿病并发症的关键。另外，控制好血压、血脂、体重也有积极的预防作用。同样重要的是，定期进行糖尿病并发症方面的系统检查，做到早发现、早治疗，是有可能减缓和终止糖尿病并发症的发展步伐，提高糖尿病慢性并发症患者的生活质量的。

糖尿病并发心血管系统疾病

随着生活、医疗水平的不断提高，许多糖尿病患者的寿命得到延长，也使得心血管病逐渐上升为糖尿病的主要并发症。自从采用胰岛素与抗生素治疗后，大多数糖尿病患者已经不是死于糖尿病的急性并发症，而是死于心血管并发症或伴随症了。

具体说来，糖尿病性心脏病就是糖尿病患者所并发或伴发的心脏病。主要包括糖尿病性冠心病、糖尿病性心肌病以及糖尿病性心脏自主神经病变等几种类型，其中最常见的，就是糖尿病性冠心病。

糖尿病患者为什么容易发生心血管疾病

对于糖尿病与心血管疾病密切相关这一事实大家应该都不陌生。为什么糖尿病患者发生冠心病的概率远比普通人高呢？这是因为糖尿病患者长期处于高血糖状态，血中的葡萄糖、血脂、蛋白质等物质的代谢都明显紊乱，许多物质的代谢过程受到明显抑制，致使过多代谢物质淤积于血管当中，不仅使血液变得黏稠，而且代谢物质更容易沉积在血管壁上；同时高血糖也会造成血管内膜受损而引发血管病变。大部分血管病变是由于动脉粥样硬化，血管管腔逐步狭窄，最终导致管腔阻塞而引起的，就像是自来水管内壁因为生锈腐蚀而逐渐向管腔内鼓包而造成水管子堵塞一样。因此糖尿病患者易患心血管疾病。另外，糖尿病患者体内激素改变，也是使心血管疾病的发生率增高的原因之一。

糖尿病性冠心病有哪些特点

（1）起病早、发病率高　据统计，糖尿病患者较非糖尿病患者患冠心病的平均年龄可提前约 5 年，糖尿病患者冠心病的发生率比非糖尿病患者约高 2.4 倍。

（2）临床症状不典型　不少糖尿病患者在发生心肌梗死时，症状往往不典型，而以无症状性心绞痛、无痛性心肌梗死较多见，没有明显的胸痛，仅有恶心、呕吐、乏力等症状，或以充血性心力衰竭，或心律失常、心源性休克等急性心肌梗死并发症作为突出表现，因此，易被漏诊、误诊而延误病情。

（3）病变程度严重，预后较差　糖尿病患者病情进展快，其心肌梗死再发率及死亡率较高，预后远比非糖尿病患者要差。

为什么糖尿病患者会出现"无痛性心肌梗死"

据统计，约 42% 的糖尿病并发急性心肌梗死的患者可发生无痛性急性心肌梗死，多表现为恶心、呕吐、充血性心力衰竭，或心律不齐，或出现心源性休克，也有的患者仅表现为疲乏无力，所以非常容易漏诊和误诊。这种无痛性心肌梗死对于糖尿病患者的生命危害更大。因此，即使是没有典型的心绞痛病史的糖尿病患者，一旦出现胸闷、乏力或恶心等不适症状，都应该常规进行心电图检查，以免因为漏诊或误诊而耽误了治疗。

那么，为什么许多糖尿病患者会在发生心肌梗死时没有任何疼痛现象呢？这主要是自主神经损害惹的祸。糖尿病是全身性代谢性疾病，其并发神经病变的发生率很高。临床调查显示，在确诊糖尿病的患者当中，病程在 15 ～ 20 年时其并发神经病变的发病率可高达 50%。糖尿病并发的神经病变可以累及全身神经系统，包括中枢神经、感觉神经、运动神经和自主神经。这与糖尿病的控制水平、有无高血压、血脂是否紊乱、是否吸烟和酗酒等因素有关。心血管自主神经病变可表现为休息时心动过速、体位性低血压、无痛性心肌梗死，甚至发生急性猝死。所以糖尿病患者一定要提高警惕，千万不能对自己的心脏太大意，千万不要以为没有过心绞痛的情况就不会发生心肌梗死。

出现哪些症状需要警惕无痛性心肌梗死

（1）心慌，胸闷，出汗。

（2）肢体麻木，不能活动，烦躁不安。

（3）腹痛、腰痛或肢体痛，阵发性发作。

（4）面色苍白，出汗，皮肤湿冷，脉搏细弱或头晕。

（5）低热，咽喉部阻塞感，心律失常。

（6）恶心、呕吐，胃痛伴出汗，精神不振。

（7）呼吸困难，咳喘。

（8）反复发作性躯体上部的局部疼痛，如下颌部发紧、疼痛，咽喉部剧痛。

由于无痛性心肌梗死的临床症状不典型，容易被误诊而延误治疗的最佳时机，所以，当糖尿病患者出现上述情况时一定要及时就诊，以排除无痛性心肌梗死发作的可能，以免大意失荆州。

什么是糖尿病心肌病

糖尿病心肌病属于糖尿病的特异性病变，是指发生在糖尿病中，心电图有 ST 段改变，超声心动图显示心肌肥大，末期可出现心脏扩大、心功能不全的一种心肌疾病，但是心脏没有冠状动脉粥样硬化病变，又不能用高血压病、冠心病、心脏瓣膜病及其他心脏病来解释。这类患者早期在休息时往往没有明显感觉，劳累后可出现胸闷气短、心悸等症状。后期患者自觉症状加剧，表现为胸闷，呼吸困难，不能平卧。心电图往往正常或有非特异性的 ST-T 改变。因为血糖持续升高而引起的心肌壁内微血管病变、血管周边间质纤维化可能是产生糖尿病心肌病的原因。

什么是糖尿病心脏自主神经病变

糖尿病心脏自主神经病变是指由于支配心脏和血管的自主神经纤维受损而导致的心率控制和血管动力学异常。由于目前缺少方便、敏感的检测指标而未得到应有的重视。流行病学调查显示糖尿病患者中具有心脏自主神经病变者的 5 年致死率是无心脏自主神经病变者的 5 倍以上。心脏自主神经病变与无痛性心肌缺血、心梗及心源性猝死有密切的关联，因此，早期确诊并早期进行有效的综合治疗，可以明显减少与心脏自主神经病变相关的心脏病病死率。

糖尿病性心脏自主神经病变有哪些表现

（1）静息时心动过速　是指在休息状态时心率常达90次/分钟以上，甚至可达130次/分钟，并且过快的心率相对固定，不易受各种条件影响。

（2）体位性低血压　即从卧位改为站立时，收缩压（高压）下降超过30mmHg，舒张压（低压）下降超过20mmHg。

（3）无痛性心肌梗死　心脏自主神经病变，使得糖尿病患者在发生急性心肌梗死时无疼痛或疼痛轻微，仅有恶心、心律失常、心力衰竭或休克，易于漏诊和误诊。

（4）猝死　发生时可无任何诱因，也可由感染、手术、麻醉等情况引起。

糖尿病并发心血管病，具有发病率高、起病隐匿、症状不典型、病变严重等特点，且易于漏诊和误诊。所以，一旦患上糖尿病，必须高度重视，坚持定期体检以早诊早治。

糖尿病并发脑血管病变

糖尿病性脑血管病是以突然昏倒，不省人事，伴有口舌歪斜，语言不利，半身不遂，或未昏倒而突然出现半身不遂为主要症状的一类疾病。由于其发病急，来势猛，变化迅速，又叫做糖尿病性脑卒中或糖尿病伴脑血管意外。

糖尿病性脑血管病可分为两大类：一类为出血性脑血管病，又叫脑溢血。另一类为缺血性脑血管病，包括短暂性脑缺血发作、腔隙性脑梗死、多发性脑梗死、脑血栓形成等。

糖尿病并发脑血管病时有哪些先兆迹象

通常，我们把糖尿病并发的脑血管病叫做"糖尿病性脑血管病"。糖尿病性脑血管病往往会有先兆迹象，这种先兆迹象是多种多样的，可分为远期先兆迹象和近期先兆迹象：

（1）远期先兆迹象　是指在脑血管病早期或萌芽期的先兆迹象，多表现为：①间断性发作的头痛或颈项部疼痛。②眩晕或昏厥。②运动或感觉障碍。④鼻出血。⑤无视乳头水肿的视网膜出血。一般说来，出现其中任何4种症状，平均2年内有发生脑出血或脑梗死的可能。

（2）近期先兆迹象　是指即将发生脑血管病的先兆迹象，多表现为：①头晕突然加重。②头痛突然加重或由间断性头痛变为持续性剧烈头痛。头晕、头痛多为缺血性脑血管病的早期迹象。③肢体麻木或半侧面部麻木，或舌麻、口唇发麻，或一侧肢体麻木。④突然一侧肢体无力或活动失灵，且反复发生。⑤突然性格改变或出现短暂的判断力或智力障碍。⑥突然或暂时性讲话不灵，吐字不清。⑦突然出现原因不明的跌跤或晕倒。⑧出现昏昏沉沉嗜睡状态。⑨突然出现一时视物不清或自觉眼前一片黑暗，甚至一时性突然失明。⑩恶心、呃逆或喷射性呕吐，或血压波动。⑪鼻出血，尤其是频繁性鼻出血，常为糖尿病性高血压脑出血的近期先兆迹象。

上述这些先兆迹象虽然没有明显的特异性，但千万不要忽视。为了预防糖尿病性脑血管病的发生，一旦发现有远期的先兆迹象，要明白这是给糖尿病患者敲警钟，一定要像对待火警一样引起足够的重视，及时就医，早期治疗。

糖尿病患者出现头晕需警惕

头晕是临床上许多疾病都可能出现的常见症状。为什么糖尿病患者出现头晕要警惕呢？因为糖尿病患者出现头晕，通常预示着可能出现了以下的严重情况：脑卒中（脑出血、脑梗死）、血压升高、低血糖、心肌梗死，其中最常见的是脑卒中。一般情况下，低血糖时的头晕往往会伴有心慌、出冷汗、饥饿感、乏力和手抖等情况，但在进食后可以得到缓解；而无痛性心肌梗死在头晕时还会伴有心慌、气短、出虚汗、乏力，甚至出现昏倒；脑卒中则多伴有半身不遂、偏身麻木、语言不利，但也有相当一部分仅出现头晕现象。因此，当糖尿病患者出现头晕时，应高度重视，最好立即送医院诊断治疗。

糖尿病性脑血管病有哪些特点

（1）糖尿病性脑血管病患者最多发的是缺血性卒中，而且主要是多发性腔隙性脑梗死。

（2）由于清晨血液浓缩，血压常比较高，所以糖尿病患者的脑卒中多发生在清晨前后。

（3）糖尿病患者的缺血性脑卒中常无明显诱因，症状也往往不典型。轻者可没有任何症状，或仅感觉轻微头痛，缺乏神经系统阳性体征，只是在行颅内 CT、磁共振扫描时才意外发现；重者会出现失语，部分肢体活动无力或活动障碍，可有嗜睡、反应迟钝甚至昏迷。

（4）糖尿病脑血管病复发率高，且每次复发病情均会较以前加重。血糖控制不好是糖尿病患者脑卒中和复发的重要因素。

（5）糖尿病患者发生脑卒中后往往病情严重，死亡率高，且血糖越高预后也越差。

什么是糖尿病性脑血管病的"三偏"症状

糖尿病性脑血管病的"三偏"症状系指偏瘫、偏身感觉障碍、偏盲三症同时出现的一组症状，多见于出血性脑血管病。

（1）偏瘫　指患者半侧随意运动障碍。如内囊出血时，瘫痪发生在病变的对侧。

（2）偏身感觉障碍　指患者半侧的痛觉、温度觉和本体觉障碍。如内囊部位受损，则发生对侧偏身痛、温度觉及本体觉的传导障碍。

（3）偏盲　当内囊受损及视放射损害时，引起对侧视野缺损。

一旦出现了"三偏"症状，就证明已经发生了脑卒中，而且往往是出血性脑卒中，必须立即拨打急救电话，及时就医诊治。

如何判断糖尿病性脑血管病患者的意识状态

糖尿病性脑血管病患者常出现不同程度的意识障碍。意识障碍越重，表示病情越重、预后越差。由此，正确判断患者的意识状态，可对中风预后估计提供依据。

（1）嗜睡状态　为最轻的意识障碍。患者半睡眠状态，呼之能醒，醒后神志清楚，能较正确地回答医生提出的问题，能配合医生治疗。若无外界刺激又往往很快入睡。

（2）昏睡状态　患者呈深睡状态。比嗜睡意识障碍症状明显，大声呼之能醒，醒后能回答问题，也可能不回答或有时回答不正确。

（3）昏迷状态　患者意识完全丧失，对语言信号无反应。根据其程度又可分为浅、中、深昏迷。

糖尿病下肢血管病变

糖尿病下肢血管病变系指患者由于长期糖尿病得不到满意控制，发生动脉硬化，进而出现下肢大血管和微血管的病理改变。

临床表现为下肢缺血性疼痛，严重缺血者可发生坏疽。

糖尿病足是怎样发生的

糖尿病足是糖尿病患者特有的临床表现。大血管病变在糖尿病足发展中起决定性作用。几乎所有糖尿病足的发生均由缺血、神经病变、感染三个因素的共同作用而引起。下面我们说说糖尿病足的三个发生原因：

（1）缺血　下肢动脉硬化后，会发生管腔狭窄而引起血流不畅，久而久之会形成血栓而发生小血管和大血管的栓塞。栓塞后血流受阻，局部组织因得不到血液的营养供给而出现缺血性坏死。

（2）神经病变　下肢发生血管改变的同时，常常伴有血管的自主神经病变，影响血管运动，使足部抵抗力减低。当抵抗力减低的足部受到某些创伤，如不合脚的鞋子的挤压、足部的鸡眼处理不当、袜子缝线的摩擦、皮肤外伤等等，便会在不知不觉中造成足部感染的发生。

（3）感染　虽然感染不是糖尿病足的唯一发生原因，却可以加快神经病变和血管病变的继续演变的病程，使糖尿病足的损害进一步加重。

需要说明的是，并不是糖尿病患者出现了足部趾端坏疽才叫糖尿病足，临床上糖尿病患者只要是出现了由上述因素导致的足部疼痛、足部深溃疡，均属于糖尿病足的范围，应引起足够的重视，及早去医院就医。

怎样知道是否患上了糖尿病下肢动脉硬化

糖尿病下肢动脉硬化带来的病理变化主要是血液供应不足而造成下肢尤其是下肢末梢的功能障碍，甚至是缺血性坏疽。当出现以下症状时要考虑已经并发下肢动脉硬化了：

（1）间歇性跛行　是糖尿病下肢血管病变的早期症状。其特点是步行一定距离后出现下肢疼痛，经休息后症状可缓解。跛行症状的出现与行走速度、距离呈正相关。

（2）休息痛　意味着下肢有严重的末梢血管循环不良，下肢血管缺血逐渐加重。临床表现由间歇性跛行发展为下肢在静止休息时出现缺血性疼痛，这种缺血性疼痛的特点是多于夜间睡眠时发作，当下肢下垂时疼痛可以缓解或减轻。

（3）缺血性坏疽　多数患者坏疽的发生是缓慢的，但亦可突然发生。表现为疼痛剧烈，与动脉因急性栓塞引起血液循环突然阻断的症状相同。坏疽的好发部位是足趾及足跟，缺血较重，且易继发感染。因缺血而逐渐发生的坏疽很难治愈。

足趾和足跟的坏疽常常并存。一旦发生，发展很快，常常难以控制。所以，一旦发现有足趾或足跟部的疼痛或感觉障碍的苗头，一定要尽早就医。

糖尿病性神经病变

什么是糖尿病性神经病变

糖尿病性神经病变是糖尿病最常见的慢性并发症之一。糖尿病引发的神经系统的病变有很多种，总称为糖尿病性神经病变。主要有以下几种情况：

（1）周围神经病变　发病非常广泛，可见于90%以上的糖尿病患者。病变多为对称性，下肢比上肢多见。表现为双下肢对称性肢体远端感觉异常，常有麻木、虫爬、针刺样疼痛等感觉，感觉障碍可呈"手套""袜套"样分布；夜间疼痛往往加重，患者有时难以入睡；下肢的反射减弱或消失。

（2）自主神经病变　自主神经是人体内不受人的意志所控制的神经，它分布广泛，影响到人体各个系统。当病变影响心血管系统时，患者可出现体位性低血压，表现为从卧位或蹲位站立时，感觉头晕、软弱无力、视物不清，严重时可跌倒，但倒地后立即清醒。病变影响泌尿系统时，可发生膀胱麻痹、尿潴留、小便淋漓不尽，还非常容易导致泌尿系感染。病变影响生殖系统时，可出现阳痿、早泄、逆行性射精，这是糖尿病患者不育的原因之一。病变影响消化系统时，可出现胃肠功能紊乱，患者常有间歇性、无痛性原因不明的腹泻。自主神经病变还可导致排汗障碍，表现为无汗或多汗症状。

尤其需要注意的是，糖尿病并发自主神经病变时，患者对低血糖的反应往往不敏感，有时还会出现并无心慌、饥饿感、出汗等低血糖的前期症状而直接进入低血糖性昏迷状态。

（3）运动神经病变　多发生在下肢，表现为腿部突然或逐渐地出现烧灼感，或出现肌无力、肌萎缩，行走困难，典型者可表现为间歇性跛行。

（4）颅神经病变　可出现发作性头痛、眼肌麻痹、复视。

糖尿病性神经病变最常见的类型是什么

末梢性感觉性多发性神经病变为糖尿病性神经病变中最常见的类型，且常常伴有自主神经病变。最突出的症状就是感觉障碍，最常见的感觉障碍是感觉减退和感觉缺失，即对外界刺激的感受能力异常下降，甚至手脚被物体划破都没有知觉；其次是感觉过敏，对外界刺激的感受能力异常地增高，甚至轻轻触碰便疼痛难忍；再就是感觉倒错，对外界刺激物的性质产生错误的感觉；

还有体感异常，即躯体内部产生各种不舒适的或难以忍受的异样感觉，如体内有牵拉、挤压、气血流动、蚁行虫爬等感觉。

感觉障碍多从足趾开始，一般为对称性的。随着病程的进展，可影响双脚及小腿。上肢一般出现感觉障碍比下肢要晚。四肢远端的感觉障碍呈典型的"手套型""短袜套型"分布。到了晚期躯干部位亦可出现感觉障碍，一般是从中线开始，向两侧发展。

糖尿病性神经病变有哪些特点

糖尿病并发神经病变的特点一是自觉症状多；二是症状的出现可早可晚，有的甚至是因为出现神经病变的症状去就医时才被诊断患了糖尿病，或在诊断患了糖尿病的同时就出现了神经病变；三是病变范围可大可小，可能局限于身体某一个很小的部位，亦可能在身体的较大范围广泛出现；四是临床表现多种多样，可轻可重。尽管如此，仍存在一定的规律性：

（1）病变部位以下肢为主。

（2）病变的特点是运动和感觉神经出现功能异常，感觉障碍多于运动障碍，其中最突出的是传导速度减慢。

（3）双侧对称性神经病变多于单侧不对称性或单侧多发性神经病变。

（4）自主神经病变相当常见，而且复杂多变。早期往往仅有迷走神经受累，随着病情的发展，交感神经亦相应损及，尤多表现为心血管、胃肠、泌尿等系统的功能紊乱；晚期若出现支配调节心脏血管神经的病变，常可引起猝死。

（5）早期的病变是可逆性的，及时治疗便可以恢复，晚期则非常顽固而呈难治性。所以早期发现、早期治疗极其重要。

糖尿病性神经病变所致的疼痛有何特点

糖尿病性神经病变常有不同程度的疼痛及其他感觉障碍，但疼痛的程度并不一定与神经病变相平行。疼痛的性质可以多种多样，如烧灼痛、绞痛、针刺样痛以及过电样疼痛等。因为神经病变主要为足部和腿部的对称性、多发性感觉神经障碍，也可以是单侧某个神经或神经根的运动神经障碍，所以神经病变所造成的疼痛可能表现为对称性双足痛，也可能是单侧的腿痛，或神经根病变造成的躯干痛。

糖尿病患者常主诉感觉异常或有烧灼感，虽然这些疼痛症状并不一定造成太大的痛苦，但长时间的疼痛，可以导致患者失眠或抑郁。患者常自觉足部发胀，触及衣服或床单时感到足部不舒服，若同时伴有烧灼痛则可能更加难以忍受。症状出现前常有体重明显下降。这种情况又被称为"神经病变恶病质"。

什么是糖尿病自主神经病变

自主神经是不受人的意志支配而能够自动调整人的脏器功能的神经，可分为交感神经和副交感神经两大类。在机体处于紧张活动状态时，交感神经活动起着主要作用；在机体处于安静状态时，副交感神经的活动起着主要作用。交感神经系统的主要功能是使瞳孔散大，心跳加快，皮肤及内脏血管收缩，冠状动脉扩张，血压上升，小支气管舒张，胃肠蠕动减弱，膀胱壁肌肉松弛，唾液分泌稀薄，汗腺分泌汗液，立毛肌收缩等。副交感神经的作用与交感神经的作用正好相反。在正常情况下，交感和副交感神经相互制约，维持一个相对的动态平衡，以保证人体的各种生理活动的协调有序。当患上糖尿病导致自主神经受到损害时，交感神经与副交感神经的平衡被打破，便会出现各种各样的功能障碍，这便是糖尿病自主神经病变。

糖尿病自主神经病变的症状有哪些

（1）排汗障碍　排汗障碍是常见的，也是常常被忽略的自主神经病变症状，发病率可高达60%。最常见的表现是排汗反射的消失，尤以双下肢的无汗多见，可累及躯干、面部，可有代偿性上半身多汗。严重者可因排汗减少而出现对热的耐受障碍，导致中暑和虚脱的发生。有些病人还可出现夜间盗汗。

（2）瞳孔变化　支配瞳孔的交感神经也是自主神经系统的一部分，若交感神经发生病变，瞳孔的调节也会出现异常。可表现为病人瞳孔的波动小于常人，瞳孔变小、不能完全扩张，在光照下缩瞳反应的能力也下降。

（3）呼吸功能变化　正常人在缺氧的情况下，呼吸会调节性加快，而自主神经病变的患者在缺氧时呼吸的加快往往不明显，在睡眠时，呼吸暂停和不规则呼吸的现象也往往更加显著。

（4）不易觉察的低血糖　自主神经变化还可导致患者在低血糖时自身的症状反应不明显，患者不能及时发现低血糖，可导致严重后果。

（5）膀胱功能异常　当糖尿病患者出现尿无力、尿潴留和尿失禁时，往往就是自主神经病变惹的祸。膀胱功能异常是一个慢性进展性的发展过程。早期常表现为排尿间歇期延长，不伴其他不适，易被忽略。随着病情的发展，可出现尿路感染或尿潴留，每日排尿次数减少，流速减慢，尿不净或小便淋漓。

（6）性功能异常　可表现为阳痿和不育症。阳痿是男性糖尿病患者（尤其是病程较长者）的常见症状，可给患者带来生理和精神上的痛苦。可表现为勃起不持续甚至完全不能勃起，部分病人还会出现不能正常射精的状况。

糖尿病并发泌尿系感染

泌尿系统包括肾脏、输尿管和膀胱。人体的血液在肾脏经肾小球滤过而形成的尿液叫做"原尿"，原尿再经过肾小管与集合管的重吸收和分泌，最后形成的尿液叫做"终尿"，终尿经过输尿管而进入膀胱，然后经尿道排出体外。

糖尿病人并发泌尿系感染很常见吗

泌尿系感染是糖尿病患者常见的并发症。糖尿病并发泌尿系感染的发生率约占糖尿病患者的20%以上。一是多发于女性，女性发病率为男性的8倍；二是多发于老年患者及病史较长的糖尿病患者。大部分的泌尿系感染患者无症状或症状不典型而易被延误诊治，还有一部分患者表现为无症状性菌尿。若能有效控制血糖则可降低泌尿系感染的发生率。

泌尿系感染可分为下尿路感染和上尿路感染，尿道炎、膀胱炎属于下尿路感染，输尿管炎、肾盂肾炎属于上尿路感染。糖尿病并发泌尿系感染以肾盂肾炎和膀胱炎最为多见。

糖尿病患者为什么容易发生尿路感染

在糖尿病并发感染中，泌尿系感染最常见。主要原因有以下几个方面：

（1）高血糖　高血糖会导致尿糖的产生，含糖的尿液有利于细菌的生长、繁殖，所以容易导致感染的发生。

（2）机体防御机能降低　我们对抗致病细菌侵袭的防御机能主要是靠体内的白细胞来完成的，白细胞就好像我们身体的"国防战士"。但是在患了糖尿病的时候，白细胞的趋化功能、黏附功能、吞噬功能等各项功能都降低。尤其是当血糖升高超过14mmol/L时，白细胞吞噬能力将显著下降，降低了机体的抗感染能力，细菌就乘虚而入了。

糖尿病并发泌尿系感染有哪些临床表现

糖尿病并发泌尿系感染在临床上可分为上下尿路的感染，如尿道炎、急性膀胱炎、急慢性肾盂肾炎、前列腺炎等，其中以膀胱炎和肾盂肾炎最常见。在泌尿系感染患者中大约有10%～20%表现为无症状菌尿，先天性泌尿系统畸形，或伴有尿路梗阻和慢性肾病的糖尿病患者常发生反复发作性、复合性的尿路感染。如果感染长期不愈，发生肾乳头坏死，便会导致肾衰竭。

（1）急性膀胱炎　此类型最为常见，多见于女性，常发生于性生活之后，亦多见于妇科手术、月经后及老年妇女有外阴瘙痒者。主要表现是尿频、尿急、尿痛、尿道灼热感和小腹不适等膀胱刺激症状，尿常规检查多数有白细胞尿，偶有血尿，甚至肉眼血尿。膀胱区可有不适，一般无明显的全身感染症状，少数可有低热和腰痛，血白细胞计数常不增高。菌落计数 $> 1 \times 10^8$/L。膀胱炎经治疗后，尿菌转阴，症状消失，但约有80%的患者可重新感染。

（2）急性肾盂肾炎　多发于女性糖尿病患者，临床表现有两组症状群：①泌尿系统局部症状：尿频、尿急、尿痛等膀胱刺激症状，腰痛和（或）下腹部疼痛。②全身感染症状：出现发热、寒战、头痛、恶心、呕吐、食欲不振等中毒症状。白细胞计数增多，血沉增快，严重者可发生败血症。一般无高血压和氮质血症。少数患者表现类似肾绞痛和血尿，有的还容易被误诊为泌尿系结石。

（3）尿道炎　急性尿道炎的典型症状是尿频、尿急、尿痛，甚至可见脓尿。部分患者可有血尿。尿道外口可见红肿。男性患者还可出现阴茎及包皮炎症，且在尿道口可见黏液性或脓性分泌物。慢性尿道炎时，病变主要位于尿道、膀胱颈和膀胱三角区。尿道外口因慢性炎症可呈疤痕收缩，因此尿线变细，排尿不畅。但尿频、尿急、尿痛的尿路刺激征多不显著，有时清晨可见少量浆性分泌物黏着于尿道口。

（4）慢性肾盂肾炎　典型病例多先有急性肾盂肾炎反复发作史，其后出现疲乏，食欲减退，不规则低热，腰腿酸痛，轻度尿频、尿急感，有时尿混浊。可有低热，尿液化验可见红细胞、白细胞和尿蛋白，甚至还可出现脓尿。

糖尿病并发肾病

因糖尿病引起的肾脏并发症称为糖尿病肾病。糖尿病肾病通常指糖尿病引起的肾小球硬化症，其基本病理改变为肾小球毛细血管基底膜增厚和系膜区扩张。临床约有40%的糖尿病患者最终进展为糖尿病肾病。本病起病隐匿，早期肾功能常正常，通常无明显的临床表现，不易被察觉。一旦出现临床症状，则已经进展为"临床糖尿病肾病"了，进入临床糖尿病肾病期后，肾功能则往往呈进行性恶化状态，恢复起来就比较困难了。

糖尿病并发肾病有哪些表现

糖尿病并发肾病，轻则表现为易疲乏，重则可有疲乏无力、腰膝酸软或腰痛、下肢水肿、视物模糊，实验室检查可见蛋白尿、氮质血症等，有的还会出现高血压。临床上可以出现典型的多饮、多食、多尿、消瘦、皮肤瘙痒等症状。

如何早期发现糖尿病肾病

由于很多早期糖尿病肾病的患者往往没有临床症状，所以早期发现糖尿病肾病的关键就是定期到医院做相关检查。微量白蛋白检测，是用来诊断肾病的常用方法。目前，有一些指标可以较早期地反映肾的病变，如反映肾小球早期病变的有尿转铁蛋白和尿 IgG，反映肾小管病变的尿 α_1 微球蛋白、尿 β_2 微球蛋白、尿视黄醇结合蛋白，以及尿 N- 乙酰 β -D 氨基葡萄糖苷酶测定等等，都是有助于早期诊断糖尿病肾病的检验指标。只要注意定期检查，是可以早期发现糖尿病肾病并及早治疗的。

糖尿病并发勃起功能障碍

男性糖尿病患者阴茎持续不能达到和维持足以进行满足性生活的勃起，时间超过 6 个月的，称为糖尿病勃起功能障碍。糖尿病患者的勃起功能障碍发病率比正常人群高 3 ～ 4 倍。研究发现：糖尿病病史 10 年以上者发生勃起功能障碍的可能性较高。

如何自我判断是否糖尿病勃起功能障碍

通常可采用勃起功能国际问卷（ⅡEF-5 评分表）自我判断是否勃起功能障碍。总分 >21 分为正常，≤ 21 分诊断存在勃起功能障碍。

勃起功能国际问卷（ⅡEF-5 评分表）

问题＼分数	0	1	2	3	4	5	得分
1. 对阴茎勃起和维持勃起信心多大？		很低	低	中等	高	很高	

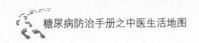

问题 ＼ 分数	0	1	2	3	4	5	得分
2. 受到刺激勃起时，有多少次勃起硬度足以插入阴道？	无性活动	几乎没有或完全没有	少数几次	大约半数	多于半数	几乎总能或总能	
3. 插入阴道后，有多少次能维持阴茎勃起？	没有尝试性交	几乎没有或完全没有	少数几次	大约半数	多于半数	几乎总能或总能	
4. 性交时，维持阴茎勃起至性交完毕有多大困难？	没有尝试性交	非常困难	很困难	困难	有些困难	不困难	
5. 性交时，有多少次感到满足？	没有尝试性交	几乎没有或完全没有	少数几次	大约半数	多于半数	几乎总能或总能	

糖尿病胃轻瘫

糖尿病胃轻瘫是指糖尿病引起的胃麻痹，又称糖尿病胃病或胃潴留，是糖尿病常见的并发症之一。因为胃张力低下，排空延缓而表现为厌食、恶心、呕吐等消化道症状。如果呕吐出来的是 4 小时前所进的食物，或清晨空腹的胃残留量多于 200mL，即称为胃潴留。糖尿病病程在 6 ～ 10 年的患者胃轻瘫的发生率占 10% ～ 76%。胃张力低下，还可影响降糖药物的吸收而使血糖波动。

🦶 为什么会得糖尿病胃轻瘫

糖尿病胃经轻瘫病因目前尚不十分清楚，一般认为长期高血糖可诱发支配胃肠的自主神经受累而引起胃张力降低、胃蠕动减弱、胃排空延迟，从而导致胃扩张。胃的排空有赖于自主神经所支配的十二指肠和胃之间的压力梯度，排空率应该与胃内容物量成正比。由于自主神经对胃窦运动的协调起关键的作用，所以，长期的高血糖所造成的内脏自主神经功能紊乱应该是引起糖尿病胃轻瘫的主要原因。

🦶 糖尿病胃轻瘫有什么症状

（1）上消化道症状　早期常无明显症状，随着病程的延长，支配胃的迷走神经受损加重，胃蠕动减慢，则会出现餐后饱胀感；胃内容物滞留，胃液分泌增加，则出现食欲减退、恶心、呕吐，严重者呕吐频繁，甚至呕吐宿食。

（2）营养不良和消瘦　由于胃张力下降，胃的收缩功能障碍，频繁呕吐，天长日久便会因为营养成分不能及时吸收而引起营养不良和体重明显减轻。

（3）血糖波动大　一方面由于排空缓慢影响小肠对葡萄糖的吸收而易导致低血糖，经数小时后葡萄糖才被小肠吸收又可出现高血糖；另一方面因为口服的降糖药物不能正常吸收利用，影响疗效而导致血糖波动大。

🔹 糖尿病并发肠病

糖尿病并发肠病是指糖尿病患者由于长期的高血糖而造成的肠道功能紊乱，表现为经常性腹泻、便秘或者是便秘腹泻交替等的肠道症状。糖尿病腹泻多数是在便秘的基础上发生，随着病程的延长，继之出现腹泻与便秘交替，久之还会出现无痛性水泻，有的可多达每日 20 ～ 30 次。腹泻以餐后或半夜及黎明前为多，严重者还会出现大便失禁。腹泻间歇期可出现正常的排便活动。长期慢性腹泻或间歇性腹泻，还可引起小肠吸收不良而出现消瘦虚弱，并易出现低血糖症。腹泻频繁者还可能导致电解质紊乱，出现低钾、低钠、低蛋白血症，也可能诱发糖尿病酮症酸中毒等急性并发症。多数糖尿病患者早期均有不同程度的便秘倾向，部分患者呈顽固便秘，长期应用缓泻药。

糖尿病并发高血压

糖尿病患者血压大于或等于 140/90 mmHg 时便可诊断为糖尿病合并高血压病，在临床上十分常见。糖尿病与高血压具有共同的胰岛素抵抗发病机制。糖尿病并发高血压病对心血管的危害很大，是普通人群的 4 ～ 8 倍。高血压也是糖尿病微血管病变的主要危险因素，降低血压可使糖尿病微血管并发症的发生风险降低 37%，降低血糖可使糖尿病微血管并发症的发生风险减少 25%。所以，糖尿病并发高血压病的患者及时有效地把血压和血糖控制在正常范围是至关重要的。

糖尿病并发高血压有哪些症状

糖尿病并发高血压病最常见的症状为头晕、头痛、心烦易怒，伴口渴多饮、消谷善饥、尿频量多或尿有甜味、疲乏少力或体重减轻。2 型糖尿病并发轻度高血压者常无明显症状。故凡糖尿病患者，应至少 3 个月检测一次血压，以早期发现，及早处治；轻症或正在接受降糖、降压治疗的患者，则应增加血压检测频度，至少每周检测血压一次，以随时根据血压的状况调整药物的剂量。

糖尿病并发眼病

糖尿病并发眼病主要有眼底出血、泪囊炎、青光眼、白内障、玻璃体混浊、视神经萎缩、黄斑变性、视网膜脱落等。其中，糖尿病视网膜病变是主要的致盲疾病，必须高度重视。如果能及时发现并且及早获得规范的治疗，多数患者还是可以摆脱失明的危险的。

你了解糖尿病视网膜病变吗

糖尿病视网膜病变是最常见的严重糖尿病眼底病变，常造成视力减退或失明。糖尿病病程越长，病情越重，年龄越大，发生该病的概率就越高。据统计，患糖尿病 10 年以上者约有 50% 可出现糖尿病视网膜病变，15 年以上者可达 80%。糖尿病视网膜病变是糖尿病微血管病变造成的，由于糖尿病引起视网膜毛细血管壁损伤，加之血液呈高凝状态，造成视网膜毛细血管的血栓和淤血，甚至血管破裂。目前，糖尿病视网膜病变已成为紧随老年性视网膜变性之后的四大致盲因素之一。但是，糖尿病视网膜病变若能早期发现、早期治疗，其临床效果还是比较理想的，而且早期预防的花费要远远低于晚期治疗的费用。因此，早期预防和早期干预对于糖尿病视网膜病变的预后是尤为重要的。

糖尿病并发骨质疏松症

当糖尿病患者伴有腰背疼痛、乏力、驼背、身材变矮，甚至骨折等临床症状，同时伴有尿钙升高（大于 200mg/24h）时，说明可能患上糖尿病性骨质疏松症了。若经过骨密度仪检查证明患者的骨量减少，则可以确诊为糖尿病性骨质疏松症。

糖尿病性骨质疏松症有哪些症状

糖尿病性骨质疏松症早期常无明显的症状，随着病情的进展，会先出现站立时腰腿疼痛，逐渐出现腰背及髋部骨痛、小腿抽筋、腰弯背驼、身材变矮等情况。严重者稍遇外力（如负重、挤压、跌倒等）即可引发骨折，甚至在咳嗽、打喷嚏、弯腰、下楼梯时也可引起骨折，而且骨折后愈合很慢。糖尿病患者发生骨折的部位以腰椎、髋部及腕部等处较为多见。

第一场景 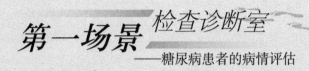检查诊断室

——糖尿病患者的病情评估

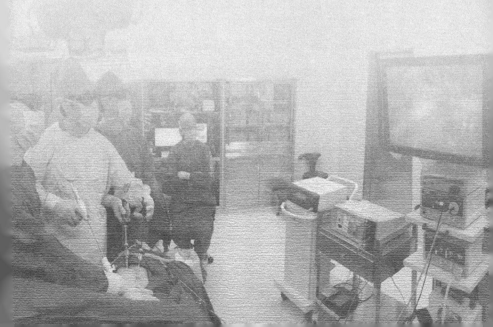

近年来，随着社会环境、生活方式的改变，人类的疾病谱也发生了巨大变化。糖尿病的发病率日益增高，已经成为危害人类健康的十大疾病之一。大家对"糖尿病"可能并不陌生。有人说，糖尿病是富贵病和老年病，只有达官显贵和老年人才会得。事实真的是这样么？当然不是！很多普通人，甚至也有年纪轻轻就被诊断为患了糖尿病的人呀！那么，你了解糖尿病吗？究竟什么才是糖尿病呢？糖尿病有哪些临床表现？符合哪些条件才能诊断为糖尿病？如何了解糖尿病病情控制得好不好？糖尿病患者应该做哪些检查？在此，就重点为读者朋友介绍这些糖代谢基础知识与糖尿病相关化验项目等。

一、你了解血糖吗

什么是血糖？我们吃进去的食物中的营养成分与血糖关系如何？生理情况下，糖在人体是如何被利用的？血糖为什么能在人体维持相对平衡？血糖的调节受到了哪些激素的影响？这些问题，都是与糖尿病相关的基础问题，也是我们理解糖尿病发病必须首先搞清楚的基本问题。糖类物质，也就是碳水化合物，与脂肪、蛋白质，合称人体三大能源物质。以下就重点介绍这些糖代谢以及血糖调节相关基础知识。

什么是血糖

我们总会看见体检报告或化验单上写着"空腹血糖""餐后血糖"，或许大家会觉得奇怪：有那么多种糖，血糖究竟指的是哪一种呢？其实，血液中的糖都称为血糖，绝大多数情况下都是葡萄糖。平时我们在体检报告上看到的"血糖"，就是测的血中葡萄糖的含量。我们体内的各种组织细胞，在完成各种生理功能的时候，都需要大量的能量供给，就好比我们平时要吃饭一样。而这些细胞们的"饭"，就是葡萄糖。只有当血液中葡萄糖的含量维持在一定范围的时候，我们的细胞才能正常地工作。所以，维持一定的血糖水平，非常重要。

或许大家会问，既然血糖水平这么重要，到底应该是多少呢？一般情况下，正常人的空腹血糖浓度为 3.9 ～ 6.1mmol/L，当空腹血糖浓度超过 6.1mmol/L 时，称为高血糖，血糖浓度低于 3.9mmol/L 时，称为低血糖。不论是高血糖，还是低血糖，都会对人体造成一定的损害，血糖过高或过低，还可出现昏迷等危急症状。所以，维持正常的血糖水平是非常重要的。

血糖在人体内有何作用

血糖是我们人体内细胞最主要的能量来源，它最主要的作用就是为人体供能。好比木头的燃烧会释放大量热量一样，葡萄糖在体内会被分解成二氧化碳和水，在分解的同时，释放大量的能量，只是在体内的分解要缓和得多，不像实验室的化学反应那么剧烈。当血糖含量不足时，为了生存，人体会自动调节，将一些暂时不用的脂肪、蛋白质分解，转化成血糖而提供能量。如果长时间没有足量地进食，人便会逐渐消瘦，各种功能低下而显得没有了活力，就如大家看过的一些骨瘦如柴的难民那样。除此以外，血糖还可以通过转化，成为细胞的组成部分。

血糖如何生成

血糖既然如此重要，它究竟从何而来呢？是不是只有吃糖才行呢？

其实，血糖的来源很广泛，主要来源于食物。食物中所含的蔗糖、果糖、乳糖等各种糖，米、面、土豆、红薯、玉米等食物中丰富的碳水化合物，经过我们胃肠道的消化作用，都可转化为葡萄糖，经过肠道的吸收，进入血液而成为血糖。

如果没有按时吃上饭，我们不能及时从食物中获取葡萄糖该怎么办呢？不用着急，人体自有办法。平时，人体会将没有用完的葡萄糖进行转化，以肝糖原和肌糖原的形式，将糖储存在肝脏和肌肉中。当我们没有及时进食，或者吃得不够的时候，人体就会自动动用这些储存好的"糖原"们，将它们重新分解为血糖。与此同时，体内储存的以及通过进食摄入的一些非糖物质，比如蛋白质和脂肪，也可以被分解、转化为血糖。

血糖在体内是怎样代谢的

血糖在体内的代谢主要有四条途径：其一，也是最主要的，便是在组织器官内进行氧化分解，成为二氧化碳和水，为人体提供能量。其二，当人在剧烈活动的时候，葡萄糖氧化需要的氧相对不足，这时，为了应急，葡萄糖会进行无氧酵解，产生乳酸。因为分解不彻底，所以只能提供少量能量。我们在登山、打球、赛跑之后，经常会出现肌肉酸痛，就是因为这时产生的乳酸还没有代谢掉的缘故。其三，当血液中的葡萄糖足以供给所需的时候，人体会将多出来的部分储藏起来：可以进入肝脏，转化为肝糖原；可以进入肌肉细胞转化为肌糖原。其四，血糖可以通过体内合成非必需氨基酸，进一步转化为蛋白质，也可以合成脂肪。吃得多的人容易长胖，就是这个道理。

如果进食过多，尤其是糖尿病患者，血糖会去哪儿呢？当血糖的浓度大于 $8.9 \sim 10mmol/L$ 的时候，已经超过的人体使用的限度，被称为超过了"肾糖阈"，人便会通过小便将多余的糖排出体外。这时候，尿常规的检查结果，就可以看到"尿糖"这一项指标升高了。

胰岛素与血糖代谢的关系如何

胰岛素是由胰岛 B 细胞分泌的一种激素，是我们体内唯一一种能降低血糖的激素，与血糖代谢有着密切关系。其主要表现可以归纳为以下几个方面：

首先，胰岛素能促进全身组织细胞摄取并利用葡萄糖，这样，就促进了血糖的分解消耗。其次，胰岛素可以抑制肝糖原和肌糖原的分解，加速它们的合成，将糖储存起来。再次，胰岛素还可以抑制蛋白质、脂肪等分解转化为葡萄糖，并促进葡萄糖转化为非糖物质，这样，血糖会进一步降低。

我们的大脑比较挑剔，只能使用葡萄糖作为能量的来源。当胰岛素分泌过多时，血糖迅速下降，这时脑组织受到的影响最大，可以出现昏迷、惊厥，甚至休克，如果救治不及时，造成的脑组织损伤将无法修复。

相反的，当胰岛素分泌不足，或者不能很好地行使其功能的时候，我们体内的血糖便会升高，也就导致了糖尿病的发生。

其他激素与血糖代谢的关系如何

在人体中，能降低血糖的激素只有胰岛素，但能升高血糖的激素却有很多，我们一起来了解一下吧。

首先是胰高血糖素。胰高血糖素也是胰岛分泌的，不同于胰岛素，它是由胰岛 A 细胞分泌的。就如它的名字一样，它可以使血糖升高。与胰岛素的作用相反，胰高血糖素可以促进肝糖原和肌糖原的分解，产生葡萄糖；它还可以促进肝脏的"糖异生"作用，也就是将其他物质转化成糖，比如，它可以使氨基酸转化为葡萄糖，从而升高血糖。

接下来，与胰高血糖素有类似作用的，还有肾上腺素。肾上腺素是由人体肾上腺分泌的一种激素，在它的多种作用中，包括升高血糖。我们的肌肉组织中，以肌糖原的形式储存了糖。肾上腺素可以作用于这些肌肉组织，促进肌糖原的分解，间接地补充血糖。同时，肾上腺素还可以作用于肝脏，使肝脏中的肝糖原分解，产生葡萄糖。除此之外，肾上腺素还可以阻碍葡萄糖进入肌肉和脂肪组织细胞，使其留在血液中，从而升高血糖。

另一种可以升高血糖的激素，叫作生长激素。就如同它的名字一样，生长激素的主要作用就是促进组织生长。这种促进作用主要表现为促进机体的合成代谢，比如蛋白质的合成。生长激素可以对抗胰岛素的作用，减少组织对葡萄糖的摄取和利用的同时，促进其他物质转化成糖，这样，就减少了葡萄糖的消耗，从而使血糖升高。

另外，可以升高血糖的激素，还有甲状腺素。甲状腺素是由甲状腺分泌的，它可以促进肝糖原和肌糖原的分解，并且可以促进小肠吸收葡萄糖。这样，吸收到体内的葡萄糖变多了，而分解变少了，血糖当然也就升高了。

正常人每天血糖的变化情况

从吃饭开始，饮食物被我们消化，分解成了像葡萄糖这样的小分子物质后吸收入血，成为了血糖。我们的各种组织细胞不断地从血液中"吃"进葡萄糖，并把多出来的"粮食"通过各种手段进行储备和利用。这是一个动态变化的过程。所以，我们的血糖在一天中也不是一成不变的。一般来说，经过了各种消耗，在进食前，我们的血糖是偏低的，进食后，血糖升高。但正常人的血糖，无论是餐前餐后，都应该保持在一定的范围内，变化的幅度并不大。

总体而言，在每日凌晨三四点的时候，我们的血糖往往处于最低点。这是因为晚餐后增高的血糖已经被机体进行了妥善的处理，而此时各种"升糖"的激素正值分泌的低谷。即便如此，这时的血糖也不应低于3.3mmol/L。早上，随着人们的醒来，各种激素开始活跃，血糖也随之有些上升。因为这时候我们还没有进食，所以我们把此时的血糖称为空腹血糖，多在3.9～6.1mmol/L。在三餐后半小时到一小时左右，往往是血糖的高峰，一般在7.8～9.0mmol/L左右，最高不超过11.1mmol/L。餐后两小时，血糖会降至7.8mmol/L以下，到餐后三小时，血糖便恢复到空腹水平了。

二、你知道那些检查的意义吗

糖尿病患者日常应该如何进行监测？经常需要检查哪些指标？如何了解糖尿病血糖控制得是好还是不好？糖尿病血糖控制的金指标是什么？什么样的人需要做葡萄糖耐量试验？如何了解你的糖尿病的发病机制是胰岛素缺乏还是胰岛素抵抗？糖尿病血糖控制不满意时，如何防治糖尿病酮症与乳酸性酸中毒等急性并发症？以下就重点为读者朋友介绍糖尿病相关的各项化验项目及其临床意义。

血糖的高低说明了什么

我们的血糖处于一个动态平衡的状态，随着人体各种生理、病理的变化，血糖的水平也会随之波动。所以，通过检测血糖的高低，可以反映出我们体内的一些变化，也可以成为一些不容易被发现的疾病的"预警"。

一般在做化验的时候，我们会分为空腹血糖和餐后血糖。空腹血糖的正常值是 3.9～6.1mmol/L。在生理情况下，也就是健康人群中，当我们情绪激动或者剧烈运动时，比如吵架、看刺激性强的影视作品，或者赛跑、打篮球比赛等，都可见到空腹血糖的升高，这属于人体为了适应环境而自发产生的调节作用。当外界的刺激消失，比如比赛打完了，或者情绪恢复正常了，空腹血糖便会逐渐恢复到正常水平。

当我们没有遇到上述外界环境刺激，或者长时间空腹血糖都高于正常水平，就要提高警惕了。糖尿病是最常见的原因，此外，甲状腺功能亢进等内分泌疾病、肝脏或胰腺的疾病，或者应用某些药物（比如糖皮质激素、噻嗪类利尿剂等），都可能出现空腹血糖的升高。这时，一定要带上自己所有的检查结果和正在吃的药（药盒或者说明书），到医院请专业的医生予以诊治。

当然，有高就有低。空腹血糖降低最常见的情况轻者就是饥饿难耐，重者会出现心慌、乏力、出虚汗，这时候，赶快吃点东西，尤其是甜的东西就可以了。如果不及时补充糖分，会对身体造成很大的伤害，甚至出现晕厥、休克，切不可掉以轻心。除糖尿病以外，肝脏疾病也可因为肝糖原的储备减少而出现低血糖的表现，胃大部切除术后，或者急性酒精中毒，也可以见到血糖的下降。低血糖十分危险，一旦出现这种情况，除需及时补充糖分外，一定要带病人到急诊就诊！

尿糖的高低说明了什么

尿糖，也就是尿液中的葡萄糖。正常人的尿液中葡萄糖的含量非常少，尿常规检查通常检测不出来，也就是说，正常的"尿糖值"，应该为阴性，化验单上通常用"-"来表示。当尿糖出现"+"的时候，大家可能会紧张：我是不是得了糖尿病？其实不然，有很多情况可以导致尿糖的产生。首先，我们来了解一下，尿糖是如何产生的。

大家都知道，我们体内的水分和代谢的废物可以随着肾脏产生的尿液排出体外。肾脏中的肾小球可以把许多物质过滤出去，就像我们搬家前收拾屋子一样，先把不太需要的堆在一起，这是初次筛选。这些东西究竟还能不能派上用场呢？我们会再次进行挑选，把有用的部分再捡回来，这就是重复利用。在我们肾脏里，肾小管就是做这件事情的，它会把有用的物质重新吸收回血液。在正常情况下，肾小管会把绝大部分的葡萄糖都吸收回来，但是它的吸收是有一定限度的，这个限度，我们称之为"肾糖阈"。当血液中的葡萄糖浓度超过 10mmol/L 的时候，肾小管不能把葡萄糖全都吸收回来，于是，多出来的葡萄糖便随着尿液排出体外，也就形成了尿糖。

可见，尿糖的产生与肾糖阈密切相关。当尿糖提示阳性的时候，说明血糖增高或者肾糖阈减低。一次性进食大量糖分可见一过性尿糖，这是正常的，不用担心。怀孕或者有肾脏疾病时，肾糖阈降低，也可能出现尿糖，这时需要到医院就诊，请医生来进行评估和诊治。

葡萄糖耐量试验的结果说明了什么

葡萄糖耐量试验，即 OGTT 试验，它通过检测一次性给予葡萄糖负荷后的血糖变化，对胰岛功能和人体对血糖的调节能力进行评估，是诊断糖尿病的确诊试验，在临床中被广泛应用。

葡萄糖耐量试验怎么做呢？一般我们要在医院完成这项检查。首先，要求患者空腹，也就是至少 8 ～ 10 小时没有进食、水。试验一般在早上 7 ～ 9 点开始，先将 75g 葡萄糖溶解于 300mL 水中，然后让受试者在 5 分钟之内将葡萄糖液喝完。从喝第一口开始计时，分别于服糖前和服糖后 0.5 小时、1 小时、2 小时、3 小时采取静脉血进行血糖的测量。用于诊断时，通常只检测空腹血糖和服糖后 2 小时的血糖。这就是大家常听到的"喝糖水"试验。

什么样的结果才是正常的呢？葡萄糖耐量试验的正常值如下：

①空腹血糖＜ 6.1mmol/L。

②服糖后 0.5 ～ 1 小时血糖上升达高峰，一般在 7.8 ～ 9.0mmol/L，峰值≤ 11.1mmol/L。

③服糖后 2 小时血糖 <7.8mmol/L。

④服糖后 3 小时血糖降至空腹水平。

如果的血糖水平高于上述标准，通常考虑糖调节受损，更甚者，如果符合了糖尿病的诊断标准，便可诊断是患了糖尿病了。如果血糖上升的峰值没有出现在 0.5 ～ 1 小时之间，而是后移到了 2 小时、3 小时，或者只见血糖的升高，没有下降，说明胰岛分泌胰岛素的功能受到了损伤，存在分泌量不足或者分泌不及时的情况，都需要进行及时的诊治。

什么是糖耐量受损

糖耐量受损，又称糖耐量低减，就是对糖的耐受力降低了，是指餐后血糖介于正常血糖与糖尿病之间的一种中间代谢状态。当进食少量糖的时候，血糖可以维持在正常水平，但吃得多了，就不能按时把血糖降回去，而是要慢很多，这便是糖耐量降低了。

糖耐量受损如何诊断呢？在葡萄糖耐量试验中，观察"喝糖水"后2小时的血糖值。如果在7.8～11.1mmol/L之间，便可以诊断为糖耐量受损了。这时候，血糖并没有达到糖尿病的诊断标准，但是，如果不及时关注，予以治疗，就会逐渐发展成糖尿病。

糖化血红蛋白的高低说明了什么

通常情况下，首次诊断糖尿病，或者每隔3个月医生都会让患者检查糖化血红蛋白。可能有人不理解：我已经测血糖了呀？这个又是什么检查？

首先，让我们先来了解一下糖化血红蛋白。大家都知道，我们的血液是红色的，让我们的血液呈现红颜色的，就是血红蛋白，它存在于我们的红细胞上。所谓糖化血红蛋白，顾名思义，就是与血糖结合了的血红蛋白，一旦结合，就很难分解。它在血液中的含量与血糖的平均水平呈正比，而且与血糖容易受到饮食、情绪、活动量等因素影响相比，糖化血红蛋白受到这些外在因素的影响就要小得多，可以更好地反应血糖的控制情况。糖化血红蛋白大约可存在 120 天左右，所以，它可以反映近 2 ～ 3 个月的平均血糖水平。

糖化血红蛋白的正常值一般为 4% ～ 6%，如果偏高，说明最近一段时间血糖控制得不好。一般情况下，对于糖尿病患者，糖化血红蛋白 6% ～ 7% 比较理想，7% ～ 8% 说明控制一般，而 8% ～ 9% 则说明血糖控制得不理想，这个时候，最好就要咨询医生，调整降糖方案了。

胰岛素及胰岛素释放试验的高低说明了什么

胰岛素是人体内能够降低血糖的唯一激素，在没有注射胰岛素治疗前，胰岛素的测定可以反映胰岛功能的好坏。

胰岛素释放试验通常和葡萄糖耐量试验一起做，抽 5 次血，检测胰岛素水平。空腹时，血浆胰岛素浓度为 5 ～ 15μU/mL，在口服葡萄糖后的 30 ～ 60 分钟，上升至最高值，大约为基础水平的 5 ～ 10 倍，经过 3 小时左右，可恢复为基础水平。

如果空腹时血中胰岛素浓度过高，即所谓"高胰岛素血症"，这时，多出来的胰岛素并不能很好地被人体运用，我们称之为"胰岛素抵抗"。如果血中胰岛素水平过低，说明体内的胰岛素分泌不足。

如果胰岛素基础值仅为 0 ～ 5μU/mL，在"喝糖水"后胰岛素的分泌几乎不增加，说明胰岛功能的缺失，这时，多考虑为 1 型糖尿病，医生通常会再给患者做"胰岛素抗体"等检查以确诊。如果空腹胰岛素水平正常或偏高，"喝糖水"后胰岛素上升缓慢，且不足空腹水平的 5 倍，通常 2 型糖尿病的可能性就比较大。

什么是胰岛素缺乏

大家已经了解了胰岛素对于糖尿病患者的重要作用。现在，我们再来了解一下，什么是"胰岛素缺乏"。

顾名思义，胰岛素缺乏肯定是胰岛素不够用了。它分两种情况：一种是胰岛素分泌量减少，这样肯定是不够用的。另一种，是胰岛素分泌量不减少，但是我们人体不能很好地运用，需要更多胰岛素的分泌，也就是说，存在"相对不足"的情况。这就好比搬家，年轻力壮的人 3 个人就能搬完的，换成老弱病残可能需要 10 个人或更多。

什么是胰岛素抵抗

胰岛素抵抗与 2 型糖尿病发病关系密切。举个例子来说，就好比带兵打仗，正常人的状态是年富力强的士兵，那么胰岛素抵抗的状态就是老弱残兵。也就是说，胰岛素抵抗时，一定量的胰岛素不能被机体很好地利用，发挥其应有的降糖作用。通常情况下，存在胰岛素抵抗的人，胰岛素水平可能会偏高，只有这样，才能维持血糖的平稳，也就是"靠数量取胜"，这就给胰岛增加了工作量。本来就只能生产"残次品"，再加大工作量，久之，胰岛功能损伤进一步加剧。当出现供不应求的时候，血糖不能控制好，也就产生了糖尿病。

C 肽、酮体、乳酸的高低说明了什么

大家都听多了胰岛素，但很多人对 C 肽并不熟悉。什么是 C 肽呢？它又能说明什么呢？其实，人的胰岛素在刚刚产生的原始

状态，叫作胰岛素原。一个胰岛素原经过分解，产生一个C肽和一个胰岛素。也就是说，C肽和胰岛素是一起产生的，并且产量相同，可以视为胰岛素原转变为胰岛素过程中的"副产品"。临床检测时，胰岛素含量常会受到各种干扰，尤其当患者正在使用胰岛素注射治疗的时候，胰岛素的检测结果往往不能真实反映体内胰岛素的实际水平。这时，不易受到干扰的C肽的作用就凸显了出来，我们可以通过测定C肽的水平，来了解体内胰岛素的分泌状态。

用放射免疫法进行测定时，正常成人的C肽含量应为0.4±0.20nmol/L。如果患者刚患糖尿病，胰岛功能受损不严重，还能够通过增加胰岛素分泌来努力控制血糖，这时C肽的含量往往随之升高。对于糖尿病血糖水平较高的患者，比如空腹血糖＞11.1mmol/L时，血清C肽值多会降低。当患者血糖控制不佳，出现酮症酸中毒时，血清C肽水平极低。

酮体是脂肪分解的产物。在饥饿的时候，酮体是包括脑在内的许多组织的燃料，也就是能量来源。所以，当人体在饥饿或者患糖尿病的时候，肝脏中的脂肪酸被大量分解，进而产生大量的酮体。当尿常规中的酮体出现"+"的时候，提示脂肪分解的增多，与饥饿或者糖尿病血糖过高有关。糖尿病患者血糖居高不下出现酮症，提示病情控制非常差，常需要接受胰岛素治疗。

乳酸是人体内糖代谢过程中的中间产物，当组织缺氧，或者剧烈运动、脱水时，葡萄糖无氧酵解可产生乳酸。过多的乳酸在体内堆积，可以导致乳酸中毒。糖尿病患者常有乳酸代谢缺陷，因此平时体内乳酸含量就可能较高。血乳酸正常值为0.5～1.7mmol/L。当乳酸水平升高时，常需提高警惕。当糖尿病出现感染、酮症酸中毒等急性并发症时，可造成乳酸的堆积，这时血乳酸可 $> 5mmol/L$，需尽早就医，以防进一步恶化。高乳酸血症可以进一步引发多脏器衰竭，危及患者生命。

如何自我监测血糖变化

对于糖尿病患者来说，血糖的监测尤为重要。大家可能会问：一天中血糖不停地在变化，应该选择什么时间测血糖呢？血糖的监测方法有多种，下面做一介绍，大家可根据自己的实际情况进行选择。

根据检测血糖的时间，我们可以把血糖的测量分为随机血糖（不受时间限制）、空腹血糖、餐前血糖、餐后 2 小时血糖、睡前血糖、凌晨 3 点血糖等。平时进行血糖的测量，并非所有的都测。用得最多的，包括"七点法""四点法"和"五点法"。

七点法：三餐前＋三餐后＋睡前。这种测量方法可以有效捕捉血糖在餐前餐后的变化，能较好地反映血糖的变化。必要的时候，可以加测凌晨 3 点的血糖。这种方法多用在医院里，便于医生掌握病情，调整降糖方案。患者也可在就诊前一天，在家测一天的"七点"血糖，记录下来请医生参考。

四点法：三餐前＋睡前。这是患者在家进行血糖监测较为常用的一种方法，是七点法的"缩略版"，也可以比较好地反映血糖变化。

五点法：空腹＋三餐后 2 小时＋睡前。这种方法与四点法类似，但对餐后血糖水平的变化观察得更为直接。大家可根据自身情况，或医生的建议进行选择。

了解了时间点，血糖应该每天都这样测量吗？当然不用！对于刚开始接受降糖治疗，血糖控制不好或血糖波动较大的患者，应每日监测，尤其在医院调整降糖方案时，更应该如此。而对于血糖控制较为稳定的人来说，一般每周监测1次就可以了。

三、糖尿病的临床诊断

在临床上，如何诊断糖尿病？我们的身体出现了哪些症状就应该想到糖尿病？如何确立糖尿病的诊断？如何对糖尿病进行分型？1型糖尿病和2型糖尿病各有什么临床特点？下面就重点为读者朋友解决以上种种疑问。

糖尿病的定义

究竟什么是"糖尿病"呢？它是指尿里有糖吗？

其实不然。我们已经知道了胰岛素与血糖的重要关联，当胰岛素分泌不足，或者分泌出来的胰岛素不能被很好地利用，就会导致血糖高于正常，继而引发一系列症状。这些与代谢有关的症状，我们称之为"代谢综合征"，而这种以高血糖为特征的代谢综合征，便是"糖尿病"。在血糖刚刚超过正常的时候，已经可以被诊断为高血糖了，但只有当血糖高到一定程度，才会出现尿糖。一方面，即使存在高血糖，或诊断为糖尿病，也不一定有尿糖；从另一个角度来说，当尿糖升高的时候，也可能是肾糖阈有问题，或糖负荷太重，也不一定是患了糖尿病。比如我们一次性喝了很多雪碧，或者吃了很多甜食，超过了肾脏对糖的重吸收能力，也会出现尿糖。所以，大家这时候就不能"顾名思义"了。

糖尿病有哪些典型症状

糖尿病有哪些典型症状呢？我们可以用"三多一少"来进行概括，也就是多饮、多食、多尿和体重减轻。患者因为血糖偏高，会总觉得口渴，饮水量增加，相应的，小便量也会随之增加。患者会经常觉得饿，饭量比以前有所增长。虽然吃得多了，喝得多了，但体重并没有增加，反而逐渐减少，甚至有的人1个月可以减重10kg，这是因为消耗增加的缘故。如果大家出现了这些症状，很有可能得了糖尿病，一定要到医院，请医生诊治！

糖尿病有哪些非典型症状

糖尿病都会表现为"三多一少"吗？不是的！糖尿病还有很多不典型的症状，可能仅有头晕、没力气、容易疲劳、视力下降，还有好多患者甚至没有症状。有的人在发病前或初发病时，午餐或晚餐前会反复出现心慌、汗出、饥饿、颤抖等，这些是因为"低血糖"而引发的症状，还有的人以反复感染不易愈合、四肢麻木、皮肤瘙痒等为表现。如果大家出现了这些症状，就有可能是得了糖尿病，一定要重视，及时去医院检查血糖。

糖尿病的分型和诊断标准

糖尿病都有哪些类型呢？通常，可将糖尿病分为4种类型，包括1型糖尿病、2型糖尿病、特殊类型糖尿病和妊娠糖尿病。在我国，2型糖尿病最为多见。

下面，我们介绍一下糖尿病的诊断标准。根据 1999 年世界卫生组织的糖尿病诊断标准，出现如下情况，可被诊断为糖尿病：

（1）出现多饮、多食、多尿和不明原因的体重下降等糖尿病症状，加上一天中任意时间的血糖，也就是随机血糖 ≥ 11.1mmol/L（200mg/dL）。

（2）在至少 8 小时没有进食的情况下，测得的空腹血糖 ≥ 7.0mmol/L（126mg/dL）。

（3）做葡萄糖耐量试验后 2 小时的血糖 ≥ 11.1mmol/L（200mg/dL）。

以上这三项标准中，如果有多饮、多食、多尿和不明原因的体重下降等"三多一少"的典型症状，符合任何一条都可以诊断为糖尿病。如果没有这些症状，需要另选一天再次进行测定，仍然符合上述标准的，就可以诊断了。

1 型糖尿病

1 型糖尿病是糖尿病的一个类型，发病年龄多不足 25 岁，大多突然发病。发病时体重多正常或者消瘦，"三多一少"症状明显。这类疾病的患者胰岛功能有不同程度的损伤，胰岛素分泌不足，只能依靠注射胰岛素控制血糖，维持生命。如果治疗不当，很容易导致酮体的产生，发生酮症酸中毒而昏迷，需要及时救治。

2 型糖尿病

2 型糖尿病发病年龄多大于 40 岁，多缓慢地、在不知不觉中发病。这类糖尿病患者大多形体偏胖，没有明显的"三多一少"症状。发病之初，他们的胰岛仍然可以分泌胰岛素，但是大多不能被很好地利用，这时，可以有很多方法治疗，除胰岛素外，服用中药，或者一些降低糖的吸收、促进胰岛素分泌，或者促进胰岛素的利用的药物，也有不错的疗效。

因为发病缓慢而又隐蔽，2型糖尿病患者由于血糖增高而引发的各种慢性并发症很容易出现，比如手脚麻木、视物模糊、泡沫尿、反复感染等，患者往往因为看眼睛，或者皮肤破溃长不上而就诊时，发现患了糖尿病。这样说来，对于年龄偏大而又形体偏胖的人们来说，定期体检，检查血糖就显得尤为重要，大家要记住了哦！

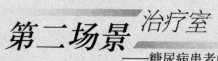

第二场景 治疗室

——糖尿病患者的中医治疗

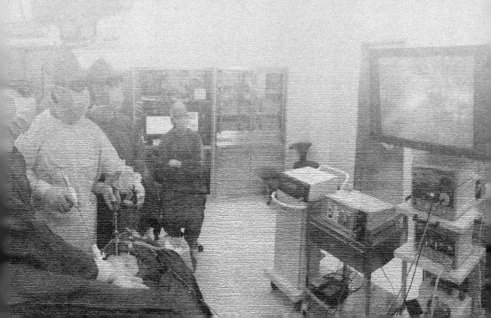

得了糖尿病究竟是看中医还是看西医？中医能治好糖尿病吗？这似乎是大家最关注的问题。

"糖尿病"是西医的病名，最早中医是将其纳入"消渴病"的范畴来认识的。因为早些时候人们对疾病的诊疗技术还比较落后，往往是到了出现多饮、多食、多尿、消瘦的"三多一少"症状时才去医院检查发现患了糖尿病。而中医把这种表现为三多一少症状的疾病叫做"消渴病"，并把以口渴多饮表现为主的消渴病称为"上消"，把以多食易饥表现为主的消渴病称为"中消"，把以多尿和尿甜表现为主的消渴病称为"下消"。在治疗上主张"三消分治"，即"上消"以治肺为主、"中消"以治脾胃为主、"下消"以治肾为主。然而，随着现在医疗诊断技术，以及人们定期体检以早期发现和早期防治疾病意识的提高，大部分糖尿病患者都是在还没有出现典型症状时就被发现了。所以现在大部分糖尿病患者已经不属于"消渴病"的范畴了。

西医和中医都主要是通过运动疗法、饮食疗法和药物疗法来治疗糖尿病，但中医和西医由于治疗理念不同而在糖尿病治疗过程中又各有优势，我们应该利用这两种医学各自不同的优势，来达到降低血糖、改善症状、预防和减少并发症的发生或控制并发症的发展等治疗目的。

糖尿病治疗不及时或治疗不当会出现各种并发症，就是说糖尿病的并发症是长期血糖控制不理想引起的，要想预防并发症的发生或治疗已经发生的并发症，关键就是让血糖达到一个理想的范围。西药在降血糖方面虽然起效快且疗效也较明显，但往往需要终身服药或注射胰岛素，且副作用也相对较大。中药降糖虽然不如西药来得快，但是，中医的辨证论治可以针对每一个表现不同的糖尿病患者进行个性化的治疗和调理，所用的方剂也是在君臣佐使理论指导下选用不同药物配伍而成的复方制剂，这完全不同于西医一种药物只针对一个治疗靶点、一个药物用于众多患者的群体化治疗。单靶点的治疗只是针对一个发病机制，而糖尿病的发病是内分泌代谢系统的紊乱，需要网络化的综合的系统调节。中医的治疗不仅仅只是复方方剂的综合调节，更强调调身与调心并举、药疗与食疗互助、运动调理与穴位和经络的针灸按摩调理的配合，还注重因人制宜、因地制宜、因时制宜。这种独具特色的治疗理念和方法，正好发挥了既个性化又整体化、系统化的综合调理作用，因而在改善代谢紊乱和调整脏腑机能、降低血糖、改善症状和防治并发症方面有其独特的优势。

一、糖尿病的中医治疗理念

🌱 中医是怎么认识糖尿病的

我们知道，糖尿病主要病理表现就是糖、脂肪、蛋白质等三大代谢的紊乱，而这些物质都是从饮食物当中吸收的营养物质，中医把这些营养物质叫作"水谷精微"，而这些水谷之精微都是靠脾的运化而布散到全身来发挥营养作用的。如果这些物质不能正常代谢，中医认为那就是脾的运化失职了。

我们还知道，糖尿病具有明显的遗传易感性，并且其发病与生长激素、皮质醇的异常分泌有关，而中医认为肾为先天之本，主生殖发育，故与遗传因素有关的疾病和与生长激素、皮质醇分泌有关的疾病当然与中医的肾的功能失调密切相关了。另外，糖尿病的症状之一是有糖自小便排出，而中医认为肾主封藏，如果有精微物质从小便漏出，又理应问责于肾失固摄。再者，2型糖尿病的发病率随着年龄的增长而升高，60岁以上达到高峰，亦正与中医所说的年老肝肾虚衰有密不可分的关系。

我们还知道，精神刺激是糖尿病的诱因之一。在精神刺激等应激状态下，交感神经受刺激会诱发糖代谢紊乱，而且现代研究发现，糖尿病患者自始至终均存在着血液的高凝倾向，血小板的凝集率升高，容易出现毛细血管的血行不畅甚至堵塞，这种状况中医称之为"瘀血"，而肝主疏泄，具有促进气血运行的功能，若人体出现瘀血或气滞血瘀的状态，当然应该问责于肝失疏泄了。

　　可以看出，只要得了糖尿病，从中医的角度来说就必然是肝、脾、肾三脏的功能发生失调。事实上，中医学也早已根据糖尿病的常见症状认识到其与肝脾肾三脏的功能障碍密切相关了。从古代医籍所记载的对消渴病的传统认识来看，恰好说明了这一点。中医学认为消渴病的病因主要有三个方面：一为饮食不节，过食肥甘，损伤脾胃；一为情志不畅或精神刺激，郁怒伤肝；一为素体亏虚又过劳伤肾。

中医是怎么治疗糖尿病的

　　中医主要通过治肝、治脾、治肾的三脏同治法来协调肝脾肾三脏的关系，扶正祛邪，改善代谢机能，来治疗糖尿病。由于肝脾肾三脏的功能失调在糖尿病的发病中并不是三三平均的均等状态，而是根据致病原因的不同有其功能失调的主次先后，所以，中医治疗糖尿病虽然强调三脏同治，但也是有主有次的区别对待。不仅如此，糖尿病的证候表现多是正虚与邪实互见的虚实夹杂证：正虚多表现为气虚、阴虚、气阴两虚，疾病的后期还可见阴阳两虚；邪实多见因糖毒内蕴而表现出来的热、瘀、湿热、痰浊等。中医在临床上也是强调要扶正与祛邪兼顾，更要根据糖尿病的不同阶段和是否伴有并发症以及是什么并发症，参考患者的体质特点、居处环境、季节气候等因素来综合地辨证论治。就是说，中医对糖尿病的治疗讲究的是整体综合调节。这种系统思维、整体调节的治疗思想，对于治疗既是全身性疾病又是终身性疾病的糖尿病来说，是非常切合实际而且行之有效的。

中医治疗糖尿病有哪些常用方法

中医治疗糖尿病的常用方法有饮食治疗、运动治疗、药物治疗、心理治疗、针灸按摩、音乐治疗、气功、药浴、药茶、足疗等多种方法，更主张多种方法联合应用。药物治疗多用复方，针灸按摩也是多条经脉、多个脏腑选穴配伍，处处注重多系统、多靶点的综合作用，强调从整体上来进行治疗。虽然在降低血糖方面较之西药和胰岛素起效较慢，但疗效稳定，毒副作用也相对较小，尤其是对许多并发症的治疗更是有着明显的优势。

选择中医治疗糖尿病需要注意哪些问题

大家在治疗过程中，有几个问题是不应该忽视的。

首先，要在医生的指导下合理用药。有的患者长期服用一种或几种降糖药，效果不理想时，只是一味地加大用量，以为药量加大后就能更好地控制血糖。其实不然，每种药物的作用靶点不一样，针对性也不同，所以在长期服用药物无效或效果不佳的情况下，应该及时反馈给专业的医生，以调整为更加合理的用药种类及剂量。也有很多朋友，以为服用了中药或者中成药后就可以停用西药了，其实这种做法也是不正确的，中药调理是一个缓慢的过程，在身体各项机能恢复到正常之前，应该中西药合用，并且配合食疗、运动、针灸推拿等方法，多管齐下，齐心协力把"血糖"这个敌人拿下！如果过早停用西药，单纯依赖中药治疗，血糖失去管制，对身体的各个器官的影响更大，更容易引起各种并发症。所以不管中药还是西药，都应该在医生的指导下用药。

其次，如果服用中药须请中医医师开处方。通过网络、电视、书籍等多种媒体，我们能接触到很多中药的方子，很多朋友治病心切，一看方子描述的症状中有符合自己的，就拿来用，结果反而把身体搞坏。中医讲究望闻问切，整体把握患者的身体状态，才可以开方下药。比如，糖尿病最常见的症状是口渴，但阴虚、气虚、血瘀等都可以出现口渴，不能一见到某个方子治疗口渴就用，如果不对证，只会适得其反。所以如果你想用中药来调理身体，最好最安全的方法就是找一个正规的中医大夫开方拿药，即使你有幸得一偏方，也必须先找中医师咨询一下，看这个偏方是否真的适合你，只有这样，才能安全有效地利用中药来治疗糖尿病。

再次，必须合理饮食。控制饮食的同时，要保证饮食结构的合理性。多吃一些清淡的，少荤腥油腻，因为过食油腻荤腥容易生内热，耗伤人体阴液。抽烟喝酒的朋友们，一定要戒烟酒，烟酒生热，比荤腥食物更甚，对人体伤害更大，临床观察发现，嗜烟酒的人群患糖尿病的概率更高。所以，多清淡、少荤腥、戒烟酒，是糖尿病患者日常生活准则。

此外，还要时刻保持心情舒畅。怒伤肝，情志不调，肝气郁结化火，是当今糖尿病发病的主要原因之一，所以心情舒畅、疏解压力，在糖尿病的预防和治疗过程中都会发挥重要的作用。

最后，提示糖尿病患者要时刻保持警惕的心态。糖尿病不是把血糖降到正常就"天下太平"了，代谢紊乱的人即使经过治疗血糖恢复正常了，一有风吹草动还会病情反复，切不可掉以轻心。也就是说，对糖尿病患者来说，血糖指标一时下降到正常，并不代表着你所有的脏腑功能全都正常了。所以即使我们的血糖通过治疗降到了正常值，也不要过早地以为是"治愈"了糖尿病而擅自停药，大吃大喝，这样很容易造成病情的反复。正确的做法是继续保持科学的运动和饮食习惯，在医生的指导下逐渐减少药物用量。

二、糖尿病的综合治疗方法

运动疗法

运动疗法是糖尿病治疗"三驾马车"中不可或缺的部分，它和饮食疗法一样，虽然不能代替药物疗法，却对药物治疗效果产生直接影响。"三驾马车"互为影响，缺一不可。以下重点介绍运动疗法的原则、特点和注意事项等。

糖尿病患者必须选择合理的运动

大家都知道，对于糖尿病患者来说，缺乏锻炼一方面会使摄入的能量不能很好地消耗而蓄积在体内，更容易使血糖升高，另一方面缺少运动会使骨骼肌上的胰岛素受体对胰岛素的敏感性降低而产生胰岛素抵抗，不利于血糖的代谢。可见，合理的运动对糖尿病患者来说是至关重要的，是糖尿病患者必须坚持的治疗方法之一。糖尿病患者的运动，要结合糖尿病的疾病特点，因人制宜地选择合适的运动方式、运动时间、运动强度。如果运动不当，轻者不利于疾病康复，严重者甚至会出现昏迷、惊厥、猝死等恶性事件。所以，运动一定要科学合理，切不可随意为之！

🦶 糖尿病患者运动疗法的基本原则

糖尿病患者的运动疗法是以控制血糖、预防并发症、促进糖尿病早日康复为目的，与掌握技能、挖掘人体潜能、增强竞技能力为目的的竞技性体育运动存在明显的不同。因此，糖尿病患者的运动疗法需要遵循人体生命自然规律和糖尿病特殊的病理特点，杜绝高强度、大运动量的剧烈运动，主张动、静结合，因人、因地、因时制宜，既要运动，又不可过量。

🦶 糖尿病患者的运动要动静结合

为什么糖尿病的运动疗法要求动静结合呢？因为对糖尿病患者来说，"动"能够有效地降血糖；另外，"动"能够促进血液循环，增强肺活量，强壮肌肉关节等，而胰岛素的受体主要分布于肌肉中，因此"动"能增强肌肉组织中胰岛素受体的敏感性，改善胰岛素抵抗。但若是运动过量，不仅可能因为能量的大量消耗而降低机体的自我修复能力，甚至还会由于血糖调节能力的降低而出现意外。同时，糖尿病患者也需要"静"，"静"就是全身放松，静心修养。科学家对"静坐效应"的研究发现：在全身放松、意守丹田的状态下，人的呼吸次数减少，周期变长，耗氧量减少，而自主稳定性却能提高，脑电波变得高度有序，学习效率和工作能力确实能得到提高，免疫力也会增强。所以，糖尿病患者的运动疗法要注意动静结合，动以养形，静以养神，形神兼养，才能事半功倍。

🦶 糖尿病患者的运动要持之以恒

糖尿病患者的运动是主动康复疗法的重要内容之一，需要患者提高认识，从内心深处知晓运动疗法和饮食疗法一样，也如同降糖药非吃不可一样而非做不可。一些人在患病之前没有养成运动习惯，甚至排斥运动，还有的患者以"乌龟不动而长寿"为借口，给自己找各种各样不运动的理由。但是，对于糖尿病患者来说，不用药无法有效控制血糖，不运动也同样达不到理想的治疗效果。因此，糖尿病患者必须积极行动起来，为自己的康复确立一个运动方案，并克服一切困难，坚定信心，持之以恒地为了有效控制血糖、使自己的身体尽快康复而行动起来。要想持之以恒，必须做到"三化"：

（1）日常化　在日常生活中随时随地活动，走路、做家务、骑自行车、爬楼梯等一切生活活动中，均要有意识地运动自己的肢体，让自己的筋骨和关节动起来。

（2）经常化　运动不可三天打鱼两天晒网，要坚持不懈地进行长时期规律运动。糖尿病患者的运动在时间上没有严格的限定，可以利用学习、工作的间歇，也可以利用茶余饭后的零散时间，还可以利用早上、夜间的休息时间以及看电视、娱乐的闲暇，即使是出差在外也可以利用空余时间锻炼。运动时间可长可短，完全依本人的体力、兴趣、忙与闲的具体情况而定。只要每天有意识地运动，积累一定的活动量，就有利于血糖的有效控制。

（3）习惯化　养成一个良好的运动习惯，注意培养自己的兴趣爱好，让自己因为运动而获得快乐。一旦偶尔的不动，自己会觉得似乎缺少点什么时，你的良好运动习惯就养成了。良好的运动习惯不仅锻炼了肢体、舒畅了身心，更可改善脏腑功能和胰岛功能，增强胰岛素活性和胰岛素受体的敏感性，改善代谢紊乱的状态，达到辅助降血糖、促进疾病早日康复并延年益寿的目的，何乐而不为呢？

糖尿病患者的运动要循序渐进

所有的运动都有个适应过程，即使是经常运动的人，哪怕是短跑运动员学打太极拳也必须经过一个适应的过程，更何况代谢紊乱、能量供给不足的糖尿病患者了。一般来说，糖尿病患者的运动实施频率以每周不少于 3 天，最好每周 5 天较合适。如果运动后第二天不感觉疲劳，那就每天都可以进行运动。运动疗法并非一朝一夕的事，要循序渐进，持之以恒。

糖尿病患者多数是不经常锻炼的人，偶尔一次大量运动后，身体会产生一些不舒服的感觉，甚至出现低血糖、周身疼痛等，影响正常生活和工作，达不到有效平稳控制血糖、促进康复的目的。三天打鱼两天晒网式的大量运动有如暴饮暴食，对糖尿病患者来说坏处大于好处。应逐渐增加运动量才有利于疾病的康复。

"流水不腐，户枢不蠹"，这句话一方面说明了"动则不衰"的道理，另一方面，也强调了经常、不间断运动的重要性。只有持之以恒、坚持不懈，养成良好的运动习惯，科学规律地运动，才能收到良好的辅助治疗效果。

运动疗法为什么能有治疗作用

（1）运动能降血糖。这是因为运动能消耗热量，增加血糖的去路，降低血糖；运动能提高胰岛素敏感性，缓解胰岛素抵抗。运动能减少体内脂肪含量，强健肌肉，减轻体重。因为胰岛素受体主要分布于肌肉中，运动使肌肉发达，被脂肪包裹的胰岛素受体暴露，血液中的胰岛素与受体结合而发挥降血糖作用，所以体内的胰岛素抵抗也随之减轻，并能减轻胰岛的分泌负荷，提高降糖药物的疗效。

（2）运动还能强壮肌肉，增强体质，提高身体的免疫力。

（3）运动能促进血液循环，增加心脏收缩力，并能降低血脂和血压，改善心脏功能。血液中的胆固醇里有一类叫"低密度脂蛋白胆固醇"，是"坏胆固醇"，它与冠心病等心血管疾病的发生有关，而高密度脂蛋白胆固醇是"好胆固醇"。研究发现，运动能升高"好胆固醇"，有效预防和治疗高血压、冠心病和高脂血症。

（4）运动能增加肺活量，改善肺脏功能。运动能使心率和呼吸频率加快，机体对氧的需求加大，而糖尿病患者的运动更强调匀、细、绵、长的腹式深呼吸，一方面有利于对空气中氧的吸入，另一方面肺泡毛细血管的血液供应充足，使血液和氧的气体交换充足，血红蛋白携氧量增加，进而使周身各组织器官供氧量提高。

（5）运动能改善消化系统功能。科学合理的运动能够增加胃肠的蠕动及消化液的分泌，使肝脏、胰腺的功能得到改善，有助于食物的消化吸收和糖代谢的改善。

（6）运动能增加骨密度，改善骨质疏松。运动可振动骨小梁，增加钙的沉积，改善骨质的营养，强壮骨骼肌，滑利关节等。

（7）运动能促进身心健康，愉悦心情。运动本身就具有十分明显的促进身心健康作用，使糖尿病患者因为患病而郁闷的心情得到缓解。

运动疗法也是心理调节的方法之一

糖尿病患者往往存在一定的心理健康问题，尤其是中青年患者以及正处于事业鼎盛时期的成功人士，当被诊断为糖尿病时，有人会感觉犹如五雷轰顶，甚至一蹶不振，失去了往日的自信和激情；也有的患者破罐破摔，任其发展。总之，糖尿病患者的心理健康问题不容忽视！糖尿病患者的运动虽然是以有效控制血糖为目的，但是促进心理健康、改善机体的整体健康状态、提高生命质量、延年益寿也尽在其中。为什么运动能起到心理调节作用呢？这是因为一方面运动能培养良好的情感。情感是一种高级而又复杂的心理活动，属于意识过程，是人的意识倾向的表现。人有的时候喜上眉梢，有的时候大发雷霆，流泪、激动、面红耳赤、面色苍白，这些都是情感的表现。情感来自大脑，当人喜笑颜开时，大脑会释放一种类似天然鸦片的多肽物质——内啡肽。长期运动锻炼的人，运动后往往有一种轻松愉悦的感觉，这就是运动促进了内啡肽分泌的缘故。天天运动形成了生物钟，机体形成了记忆，如果有一天没去运动，就有无精打采的感觉，这其实就是内啡肽分泌减少的缘故。可以说，体育运动是感情的发生器，它丰富着人类的情感宝库。每次活动可以使机体产生极大的舒适感和愉悦感，若是多人一起运动时，还可以得到团体的信任感、依托感；与家庭成员一起锻炼时，可以享受天伦之乐的亲情感、祥和感；在休闲娱乐的运动中，似乎把紧张和精神压力全都驱除了出去，你可以获得愉悦感。经常运动的人不仅能感受到运动的力量感、美感、节奏感和韵律感，而且还能陶冶情操、开阔心胸，形成豁达、乐观、开朗的良好心境。另一方面，糖尿病患者积极参与体育运动，会明显改善睡眠，解除焦虑情绪，舒畅情志，使精力充沛、心情豁达。当糖尿病患者养成了运动习惯后，不仅血糖会得到很好的控制，而且还会激发自己追求积极向上的生活体验，促使自己不因疾病困扰而迷茫，积极乐观地度过每一天。

坚持运动能维护健康的心脏功能

为什么坚持运动能够维护心脏功能呢？这主要有三方面的因素：

一是运动可使心脏肌肉的力量增强，减少患心脏病的概率。运动时心肌兴奋性提高，冠状动脉扩张，肌凝蛋白的 ATP 酶活性增强，肌凝蛋白与肌纤蛋白的相互作用增强，从而提高心肌的收缩力。有规律的养生运动可使心肌摄取血糖、氧化血乳酸和组织呼吸的能力均得到加强；心肌糖原含量、肌红蛋白得到提高。因此，经常进行适当的运动可预防冠心病，改善心肌的血氧供应，摆脱缺血性心脏病的威胁。

二是经常参加体育运动可稳定血压、降低血脂，有助于预防和缓解动脉硬化，使心脑血管疾病的发生率明显降低。这是因为人体在运动时，脉搏随运动强度而增快，肌肉做功时一部分糖、脂肪、蛋白质被利用并转为化学能，同时新陈代谢增快，沉积在血管壁的胆固醇、脂肪等有害物质得到了"冲刷"排出体外，净化了内环境，保持了血管的良好弹性，起到预防心脑血管疾病的作用。

三是经常性的有氧运动，更有利于人体安静时减缓心率，适当降低人体安静时的心率。心率的下降可以使心脏有更长的休息时间，以减轻心肌疲劳。

需要注意的是：当运动强度过大时，由于心率加快，回流心脏的静脉血液没有足够的充盈时间，就会引起心脏排空现象，导致心肌缺氧、缺血性损害，造成心肌收缩力下降，表现为胸闷、心律不齐、休息时心率加快及运动后心率恢复慢。过度运动是引起猝死的重要原因。在人群中，有25%以上的人存在隐匿性冠心病，糖尿病患者的隐匿性冠心病的比率更高，但他们常常因没有症状而被忽视。美国哈佛大学对1228名男性和女性进行研究后指出，最大运动量的力竭运动后心脏病的发病率是非力竭运动后的5.9倍。对36名猝死的马拉松爱好者的研究发现，他们大都有心脏病家族史，平时已有高胆固醇或冠心病早期症状（如胸痛）出现。适宜的运动量有助于防治冠心病，但如果盲目高强度运动，运动负荷超出心脏承受能力，可能出现心肌缺氧、缺血等意外。糖尿病患者更容易并发高血压、冠心病等并发症，因此糖尿病患者应格外注意，严禁大强度的过量运动！

🦶 坚持运动能维护肺脏功能的健康

为什么坚持运动能改善肺脏的功能？主要有三个方面的原因：

一是可以促使肺活量增大，肺活量会随着运动能力的提高而提高。肺活量增大，肺内的气体交换就进行得充分，血液含氧量也增多，促进新陈代谢。经常锻炼的人胸围呼吸差能达到9～16cm，而很少锻炼的人胸围呼吸差只有5～8cm。经常运动的人，由于肺脏弹性大大增加，呼吸肌力量也增大，故肺活量也比常人大很多。糖尿病患者由于大多伴有循环障碍、末梢回流受阻、肺活量下降等，坚持规律性的运动，可以使肺脏功能保持得更长久，从而使生命力更旺盛。

二是运动能使肺通气量增加。由于运动时加快了呼吸频率和呼吸深度，可以有效地增加肺的通气效率。太极拳、健身走等比较缓慢的运动，每分钟可使肺通气量达到25L左右；健身跑、打球、爬山等强度较大的运动，每分钟肺通气量可达 40～50L，比安静时高 5 倍之多。经常参加运动的人，肺通气量每分钟可达到60L。

三是运动能使氧利用能力增加。运动不仅可以提高肺的呼吸能力，更重要的是可以提高机体利用氧的能力。一般人在进行体育运动时，只能利用最大摄氧量的 60% 左右，而经常运动的人可以使这种能力大大提高。运动时，即使对氧气的需要量增加，也能满足机体的需要，而不致出现缺氧现象。改善呼吸系统功能的运动项目有游泳、快走、健身跑、爬山、跳绳、打球、导引气功、瑜伽、太极拳等。

坚持运动能够改善骨质疏松

糖尿病患者由于机体持续处于高血糖状态，会出现钙磷代谢失衡，钙、磷、镁等元素从尿液中流失；甲状旁腺素分泌增多，使溶骨作用增强；胰岛素的绝对或相对缺乏使得成骨作用减弱以及肠道内钙的吸收减少等。这些原因，都会导致骨质丢失，骨密度降低，骨质疏松。运动能明显增加骨密度，防治骨质疏松。这是因为当人体负重时（跑、跳时下肢会承受较大重量）骨质中的骨蛋白呈纵向排列，钙就能沉积于骨质之中，骨密度得到增厚，比如牙齿，由于人们每天摄入食物都要进行咀嚼，使之得到很好的运动锻炼，因此成为人体最坚硬的骨骼。长期从事运动的人，通过改善骨周围的血液循环，加强骨组织的新陈代谢，使骨径增粗，骨质增厚，骨质的排列规则、整齐，并随着骨形态结构的良好变化，骨的抗折、抗弯、抗压缩等方面的能力均有较大的提高。

需要注意的是，不同种类的运动对骨骼的影响也是不同的。经常从事以下肢活动为主的项目，如跑、跳、骑车等，对下肢的影响较大；而从事以上肢活动为主的项目，如体操、哑铃、投掷等，则对上肢的影响较大。体育锻炼的效果并不是永久的，运动的效果一般在运动后 3～5 天基本消失。当体育运动停止时间过长后，对骨骼的影响作用也会逐渐消失，因此，体育运动应经常化、长期化，同时，体育锻炼的项目要多样化，以免造成骨骼的畸形发展。太极拳等传统运动特别强调上下相随、内外相连、前后相需、左右相顾，一动无有不动，动则全身皆动，是非常符合人体生命自然规律的全身性运动，特别适合于糖尿病等慢性病人群练习。

坚持运动能够提高机体的免疫功能

免疫力是机体抵御疾病、抗感染、抗传染病的能力。人体所处的环境，各种各样的微生物和病毒无处不在，但是由于机体具有完善而发达的免疫系统，便可与自然环境和谐相处。糖尿病患者多伴有免疫功能紊乱或异常，容易遭受致病性微生物或病毒等的侵袭而发病，如感冒、感染等。运动可以提高机体的免疫力，增强机体抗病和适应环境的能力。有文献报道，练习气功后，白细胞数增加，白细胞吞噬功能和吞噬指数增强，人体唾液中溶菌酶（有增强局部免疫功能的作用）的数量也明显增加。还有人报道，练习太极拳、五禽戏、八段锦、易筋经、保健气功等，可使脑垂体及全身内分泌组织器官得到合理调节，使肾上腺素与去甲肾上腺素代谢水平下降，血中胆固醇浓度下降，糖代谢改善。

糖尿病患者如何把握运动量

糖尿病等慢性病人群的运动是以增进健康、促进疾病康复、预防并发症为目的，因此，要特别注意掌握运动量的大小。运动量太小则达不到锻炼目的，起不到运动疗法的效果；太大则超过了机体耐受的限度，反而会使身体因过劳而受损，严重者出现低血糖，甚至发生昏迷、猝死等。

那么，糖尿病患者的运动量应该如何把握呢？首先，可以通过计算心率来衡量，那就是运动时心率尽量在 100 次／分钟以上，但最多不超过"170－年龄"。譬如年龄为 60 岁，则运动时最高心率应控制在每分钟 110 次以内的水平，而且要在运动后很快就恢复到运动前的水平。若运动 30 分钟后心率仍未恢复常态，说明患者体内氧的需要量与消耗量之间出现了负平衡，消耗过多，属于运动量过大。此时应减少运动量，待运动一段时间后，身体已经适应了目前的运动强度，再逐渐增加运动量。

其次，糖尿病患者在运动时要尽量遵循"运动金字塔"规律。

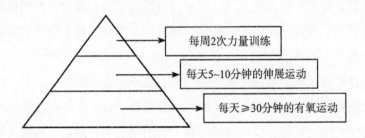

第一层：每天进行不少于 30 分钟的有氧运动，例如散步、太极拳等，可实现人体血与氧供需平衡，提高免疫力，对预防中老年常见病有积极作用，利于心理稳定，改善睡眠。

第二层：每天进行 5 ～ 10 分钟的伸展运动，包括下蹲、转体、扩胸、压腿、踢腿、下腰、体侧伸、甩手等。这些可随时锻炼，使肌肉放松，利于生理功能的恢复。

第三层：每周 2 次力量训练，锻炼的强度和时间要量力而行，可使骨骼、肌肉强壮，代谢旺盛。

糖尿病患者如何自我评价运动量的适度与否

运动量的大小直接关系到糖尿病的治疗效果以及运动安全。那么，作为以往不太注重运动的糖尿病患者，如何才能正确评价运动量是否适度呢？如果运动之后，食欲增进，睡眠良好，情绪轻松，精力充沛，血糖控制平稳，即使增大运动量也不感到疲劳，这就是运动量适宜的表现。反之，如运动后食欲减退，头昏头痛，自觉劳累汗多，精神倦怠，疲劳而不易恢复，腰酸背痛，烦躁嗜睡等，说明运动量过大，应适当减少。如减少运动量后，仍有上述症状，且长时间疲劳，则应去医院做进一步身体检查。

糖尿病患者运动的最佳时间段是什么

一般来说，散步的最佳时间段是饭后45分钟，此时热量消耗最大，减肥降脂效果最好。尽可能避开清晨和深夜以免扰乱身体节奏。《素问·四气调神大论》说："春三月，此为发陈，夜卧早起，广步于庭。夏三月，此为蕃秀，夜卧早起，无厌于日。秋三月，此为容平，早卧早起，与鸡俱兴。冬三月，此为闭藏，早卧晚起，必待日光。"从现代运动科学的角度看，春夏秋三季可以早起锻炼，而冬天不要早起锻炼，要跟着太阳走，太阳出来后再锻炼。有人将严寒下的清晨称为"魔鬼时间"，不无道理。

如在饭前锻炼，一般要休息30分钟后才能进餐；饭后则一般要休息一个小时以上才能锻炼。为了避免锻炼后过度兴奋而影响入睡，一般应该在临睡前2小时左右结束锻炼。

糖尿病患者的运动除上述最佳时间段外，还应注意：应从吃第一口饭算起的饭后一小时开始运动。因为此时血糖较高，运动时不易发生低血糖。每次运动时间约为60分钟，包括运动前准备活动时间及运动后的恢复整理时间。其中达到运动强度后，应坚持运动30分钟。一天中较适宜糖尿病患者运动的时间一般在上午或下午，不宜在饱餐后马上运动或饥饿时运动。

糖尿病患者实施运动疗法前要全面检测病情

实施运动疗法是糖尿病治疗不可或缺的手段之一，但是若过量或不及均会影响效果，甚至出现不良反应直至猝死。糖尿病患者实施运动疗法前必须到医院做一次全面体检，以了解自己的病情和身体状况，尤其是血糖的控制水平。检查包括血糖、糖化血红蛋白、血压、心电图、眼底、肾功能、心功能和神经系统检查等。40岁以上的患者，还应进一步做运动激发试验后的心电图，以判断心功能是否适合运动。最好在医生的指导下确定适合的运动方式以及运动量、运动时间等。

运动前要充分热身，运动后要缓慢恢复

从静止到运动，身体需要逐步适应，尤其是代谢紊乱、能量供给有问题的糖尿病患者更是如此。因此，一定要注意运动前要有5～15分钟的准备活动，如颈部、肩关节、肘关节、腕关节和掌指关节以及腰、髋、膝、踝和脚趾关节等的活动。如太极拳预备式就是非常适宜于糖尿病患者的热身运动，也可作为康复运动。结束运动时，不要立即停止，因为运动时大量血液聚集在四肢肌肉组织中，突然停止运动，血液不能很快回到心脏，可能会导致脑供血不足，能量供应不上，而引起头晕、恶心甚至虚脱等症状。所以，在运动结束时，应继续做一些缓慢行走、舒展肢体等放松活动，一般应在5分钟以上。运动后不要马上进行冷、热水浴，而应把汗水擦干，待心率恢复到正常时再进行温水淋浴。

必须密切观察运动过程中的身体反应

糖尿病患者刚开始运动时，身体的各种反应会十分明显，血

糖的波动也会因运动量的不同而有较大的变化。有的患者因为以往很少活动，尚没有养成运动习惯，有的患者甚至连作息时间都要重新制订，所以身体的反应会更加灵敏。那么，糖尿病患者在运动过程中应特别注意检测什么呢？首先是运动前后血糖的变化，逐渐掌握运动量与血糖的变化规律。其次是记录实施运动后食欲和进食量的变化，并观察进食量、进餐时间与血糖的变化关系，逐渐找出饮食和运动对自己病情影响的规律，为进一步制订运动治疗方案奠定基础。然后是观察睡眠和体力变化。运动后睡眠良好，精力充沛，清晨脉率平稳，且有逐渐减慢的趋势，说明运动适宜；反之，运动后睡眠不好，情绪低落或烦躁，体力精力不支则说明运动过度，应停止运动，接受医生的检查。

运动时最好结伴而行

糖尿病患者的最大特点是血糖代谢紊乱，吃得饱血糖会升高，空腹时运动又容易出现低血糖。二人以上结伴锻炼不但可以增加兴趣，还可避免出现意外时得不到及时发现与救治。活动时，要随身携带少量的糖果饼干以防备低血糖的发生。还要备好急救卡，写上姓名、电话、住址，并注明"我是糖尿病人，当我软弱无力时请将糖果、饼干放我口中；如我已昏迷不醒，请帮助送往附近医院"等内容。

需要特别提醒的是，糖尿病患者严禁长时间、远距离驾驶机动车，也不宜独自一人爬山、郊游等。

哪些糖尿病患者不适宜运动

糖尿病患者出现下列情况之一者，应停止运动，卧床休息，并立即接受专业医生的临床治疗：

血糖高于16.8mmol/L 或者血糖不稳定的患者，在没有得到有效药物治疗前不宜运动，应立即住院治疗，待血糖得到有效控制后再选择适当的运动；

合并各种急性感染者；

伴有心功能不全、心律失常，且活动后加重者；

严重糖尿病肾病者；

严重的眼底病变者；

新近发生血栓者；

收缩压高于 180 mmHg 者；

经常有脑供血不足者；

并发视网膜病变的患者，要避免剧烈的跑跳、弯腰等动作，以免发生视网膜剥离。

有氧运动最适宜，无氧运动要避免

有氧运动的全称为有氧代谢运动，是指运动过程中，身体所需要的氧气充足，吸入的氧气能够满足机体的运动消耗，而不造成由于缺氧而致的乳酸堆积。人体运动时需要消耗能量，如果该能量是来自机体细胞内的有氧代谢（氧化反应），就是有氧运动；反之，如果能量来自无氧酵解，就是无氧运动。

运动时的肌肉收缩必须有能量供应，而能量的直接来源为三磷腺苷（ATP）。肌肉内三磷腺苷的含量十分有限，且在剧烈收缩后仅 0.5 秒就被耗尽，因此必须有一种能量的暂时贮存形式，才能保证肌肉不断进行收缩。这种能补充三磷腺苷的贮备物质称为磷酸肌酸（CP），它在酶的催化下迅速将高能磷酸键转移到二磷酸腺苷分子而形成三磷腺苷。但是，磷酸肌酸亦只能做短暂的补给，要保证肌肉收缩的能量供应，最根本是糖和脂肪酸的氧化。

有氧代谢时，充分氧化 1mol 葡萄糖，能产生 38 个三磷酸腺苷（能量单位）的能量；而在无氧酵解时，1mol 的葡萄糖仅产生 2 个三磷腺苷。有氧运动时葡萄糖代谢后生成水和二氧化碳，可以通过呼吸很容易地被排出体外，对人体无害。当人体进行长时间的耐力运动时，体内糖提供的热量远不能满足需要，通过增加氧气的供给，体内的脂肪经过氧化分解产生热量供人体使用。在耐力活动中，有氧运动能提高机体对脂肪的利用率，并能加速脂肪的动员速度，增加脂肪供能效率，抑制脂肪细胞的积累，同时提高交感神经的兴奋性，促使脂解激素、皮质醇、儿茶酚胺等分泌量增加，从而抑制了脂肪分解激素——胰岛素的分泌，使体内脂肪的分解代谢加强。可见，有氧运动能够有效地控制脂肪的合成和增加脂肪的供能，从而促进脂肪的消耗，特别适宜于糖尿病等慢性病人群。

太极拳、八段锦、五禽戏、易筋经、瑜伽、柔力球、踢毽子、放风筝、爬山、游泳、健身走、慢跑等是最常见的有氧运动，适宜于包括糖尿病患者在内的所有慢性病人群习练。近年来备受关注的无极健身棒、躯干蛇行功等也是非常好的简便实用的有氧运动。糖尿病患者可根据个人喜好以及体质情况等，选择适合于自己的运动。

无氧运动是指肌肉在"缺氧"的状态下高速剧烈的运动。无氧运动大部分是负荷强度高、瞬间性强的运动，所以很难持续较长时间，而且消除疲劳花的时间也长。无氧运动的最大特征是：氧气的摄取量非常低，依靠"无氧供能"，易致乳酸堆积、肌肉疲劳、呼吸急促。糖尿病患者由于糖代谢紊乱，血糖水平不稳定，忽高忽低，若再进行无氧运动，肌肉在缺氧状态下的高速运动，会产生大量丙酮酸、乳酸等中间代谢产物，不能通过呼吸排出。这些酸性产物堆积在细胞和血液中，就成了"疲劳毒素"，会让人感到疲乏无力、肌肉酸痛，还会出现呼吸、心跳加快和心律失常，轻者会感觉疲惫不堪、肌肉疼痛、体力精力不支、烦躁、失眠等，重者出现低血糖、昏迷、心律失常、呼吸急促甚至猝死。另外，若糖尿病伴有心肺功能低下、骨质疏松等，也容易因剧烈运动而诱发急性心梗、脑卒中、骨折等危险。

饮食疗法

糖尿病的发病除与遗传因素、精神因素相关外，与饮食的关系最为密切。中医认为，长期过食肥甘厚味，积热壅滞脾胃，导致津液、饮食不断消耗，从而引发消渴，也就是说过量摄入高热量、高脂肪、高蛋白的食物在糖尿病发病中具有重要作用。从现代医学的角度来说，长期高脂肪、高蛋白等高热量饮食，需要大量的胰岛素分解这些食物产生的糖，从而导致胰岛分泌胰岛素的功能处于疲惫状态，最终障碍，从而出现高血糖。因此，控制饮食，对预防和治疗糖尿病极为重要。

饮食控制对糖尿病患者最重要

饮食与人体血糖水平密切相关，因此，饮食控制是治疗糖尿病最基础的疗法，是一切治疗方法的前提。只有饮食控制得好，口服降糖药或胰岛素才能发挥较好疗效；否则，单纯的药物疗法在临床上很难取得良好的效果。其机理可以概括为以下几点：

（1）控制饮食，能有效地控制人体的血糖、血脂，并预防糖尿病并发症的发生与发展。健康饮食的基本原则就是出入平衡，具体来讲就是吃进去的热量和消耗的热量相平衡。糖尿病患者合理控制饮食总热量是饮食的总原则，既要防止肥胖也要避免营养不良。

（2）控制饮食，有助于维持糖尿病患者的健康，使其能从事各种正常的工作和活动。控制饮食并不只是控制饮食的摄入量，而是包括：选择多样化、营养合理的食物；放宽对主食类食物的限制；减少或禁忌单糖及双糖的食物；限制脂肪的摄入量；适量选择优质蛋白质；增加膳食纤维的摄入；增加维生素、矿物质的摄入；多饮水，限制饮酒；坚持一日三餐，定时定量进餐等。

（3）控制饮食，有助于糖尿病患者维持正常的体重。对于肥胖者应减少能量的摄入，有利于改善受体对胰岛素的敏感性；消瘦者应增加体重，有利于提高机体对疾病的抵抗力。

糖尿病患者控制饮食应遵循什么原则

糖尿病患者饮食控制有一定的原则，包括以下几个方面：

（1）控制总热量　糖尿病患者的饮食控制并不仅仅是主食控制，还包括对副食特别是肉类、脂肪类等含热量较高的食品的综合控制，使每天摄取的热量保持在适宜的水平。

（2）合理选择营养成分　对于糖尿病患者来说，碳水化合物、脂肪和蛋白质都是必要的营养成分；高纤维饮食有助于于保持餐后血糖不至于太高，而且还有降低体重和通便的作用，亦是必须选择的饮食。应合理分配，避免过食或者偏食。

（3）少量多餐　这对糖尿病患者来说是一种很好的饮食习惯，可使血糖维持在基本正常的水平，既不高也不至于太低。具体来说，应做到"一天不少于三餐，一餐不多于100克主食"的进食方法。

（4）饮食清淡　"清"是指低脂少油饮食，"淡"是指不甜不咸饮食，具体地说是不吃甜，少吃盐。

总之，糖尿病患者的饮食控制，要以个人饮食习惯为基础，结合病情、年龄、身高、实际体重、活动强度、季节、生长发育等情况来定。成人应达到并维持理想体重，肥胖者饮食量应逐渐递减，以每周减重 0.2 ～ 0.5kg 为宜。

🌰 饮食每日热量怎么计算

每日总热量摄入的原则，依据患者的年龄、性别、标准体重、实际体重、有无并发症及体力活动情况而定。

（1）标准体重与实际体重的计算　标准体重（kg）＝身高（cm）－110；肥胖度（或消瘦度）＝（实际体重－标准体重）/标准体重 ×100%。

注：实际体重超过标准体重的 10% 为超重，超过 20% 为肥胖，超过 40% 为重度肥胖。实际体重低于标准体重 10% 为体重不足，低于 20% 为消瘦。

（2）成人所需热量计算　应按标准体重而不是实际体重来计算。一般说来，休息时每天每千克体重所需要的热量大约是 30kCal；轻体力劳动或脑力劳动时每天每千克体重所需要的热量大约是 35kCal；中体力劳动时每天每千克体重所需要的热量大约是 40kCal；重体力劳动时每天每千克体重所需要的热量大约是 45kCal。比如，一个体重 60 千克的机关工作人员，属于轻、中体力劳动，每日需要热量 2100 ～ 2400kCal。

（3）总热量的营养分配　糖类摄入量占总热量的 55% ～ 75%（平均 60%）；蛋白质的摄入量（无肾脏损害时）占总热量的 10% ～ 20%；脂肪的摄入量占总热量的 20% ～ 30%。建议控制早、中、晚餐的摄入量，三餐摄入量分别占总摄入量的比例为 1/5、2/5、2/5。

🦶 五色食物论短长

红色食物：主要指各种动物的肌肉，即瘦肉部分，其蛋白质的含量非常丰富，对维持人体每天所需的蛋白质代谢平衡具有重要作用。然而，红色食物中所含的人体必需氨基酸含量偏低，因此在食用红色食物的同时，还应该食用一定量的黑色或绿色食物，以确保必需氨基酸代谢的平衡。另外，过量食用红色食物，也会引起肥胖，每天的摄入量应适可而止。

黄色食物：主要包括小米、玉米、奶酪、鸡蛋黄、花生、南瓜、韭菜黄、大豆油等，因其带有黄色，而归为黄色食物。小米、玉米、南瓜等淀粉含量高，适合作为主食；奶酪的蛋白质、维生素含量高，适合补充青少年生长发育之所需；花生蛋白质、油脂含量高，韭菜黄纤维素、维生素含量高，鸡蛋黄胆固醇含量高，这些适合与其他食品搭配做成菜肴。大豆油的油脂含量高，通常作烹调用。

绿色食物：主要包括各种绿色蔬菜、瓜果等，含有丰富的维生素。绿色食物的颜色就是叶绿素的颜色，而叶绿素的分子分解后就是维生素 A。维生素 B 族在多种蔬菜、瓜果中有一定含量，进食蔬菜、瓜果可维持维生素 B 的代谢平衡。

白色食物：主要包括日常的主食，如大米、面粉、甘薯以及它们的加工产品面条、粉丝等，其主要成分是淀粉，在体内可分解为葡萄糖，是人体能量的主要来源；另一类白色食物是动物的脂肪和脑组织等。相对来说，白色食物营养较为单一，营养价值在五种食物类型中最低，过量食用白色食品也易引起肥胖，不利于健康。

黑色食物：如黑芝麻、核桃、黑木耳、海带、乌鸡等。黑芝麻、核桃等含亚麻酸、亚油酸等益脑益智成分；黑木耳含有约 10% 的蛋白质、微量元素、胡萝卜素，及维生素 B_1、B_2 和 C 等营养物质；海带含有多种活性成分，其中的主要成分为海带多糖、褐藻酸氨、甘露醇、维生素、氨基酸和多种常量及微量元素等，并含有丰富的膳食纤维，能促进胃肠蠕动、促进消化；乌鸡是我国古老的鸡种之一，含有多种人体必需的氨基酸，如赖氨酸、蛋氨酸、色氨酸等，可提高生理机能、延缓衰老、强筋健骨。

离不开的热源营养素

热源营养素是指人体每天所摄取的营养素中，可以为人体产生热量的营养素，在营养学上又称为"产能营养素"。热源营养素的种类主要包括碳水化合物、脂类、蛋白质三类。

碳水化合物：占总热量的 70%，主要由米、麦及杂粮中的淀粉、糖产生。

脂类：占 20%，以含不饱和脂肪酸的植物油，如大豆油、花生油、芝麻油等为主。

蛋白质：占 10%，以每千克体重 1g 为宜。一般肉、鱼、禽蛋、奶等提供动物性蛋白质，大豆及其制品富含优质植物蛋白质。

什么是血糖生成指数

血糖生成指数是表示某种食物升高血糖效应与标准食品（通常为葡萄糖）升高血糖效应之比，指的是人体食用一定食物后会引起多大的血糖反应。它通常反映了一种食物能够引起人体血糖升高多少的能力。

当血糖生成指数在 55 以下时，可认为该食物为血糖生成指数低的食物；当血糖生成指数在 55 ~ 75 之间时，该食物为血糖生成指数中等的食物；当血糖生成指数在 75 以上时，该食物为血糖生成指数高的食物。

🦶 适当选择营养成分

糖尿病患者饮食应注意营养成分的选择，包括：

（1）适量的碳水化合物　碳水化合物是人体活动能量的主要来源，适量的碳水化合物可改善糖耐量，调整胆固醇、甘油三酯的浓度，提高机体对胰岛素的敏感性。碳水化合物包括大米、小米、面粉、玉米等。

（2）充足的蛋白质　糖尿病饮食中的蛋白质摄入量一般要稍高于正常人，因糖尿病造成的代谢紊乱容易使体内蛋白质分解过快，丢失过多。所以膳食中应补充足够的含蛋白质丰富的食物，以增强体质，促进疾病的修复，并能增强机体的免疫力。

（3）限量的脂肪　长期高脂饮食可妨碍人体对糖的利用，导致糖代谢紊乱，产生酮体，从而诱发并加重酸中毒。因此，控制脂肪的摄入量，对糖尿病患者非常重要。

（4）足量的纤维素类　纤维素是多糖化合物，有助于肠内大肠杆菌合成多种维生素；可刺激胃肠道，使消化液分泌增多和胃肠蠕动增强，防治糖尿病便秘。富含纤维素的食物有蔬菜、豆类、粗粮等。

（5）适量的维生素　维生素是维持人体正常代谢和功能的微量物质，所需量小，但不能缺少。糖尿病患者若维生素 B_1 缺乏，可引起手足麻木、多发性神经炎等神经系统疾病；维生素 C 缺乏可引起微血管的病变。各种水果、蔬菜中多富含维生素。

（6）少量的无机盐及微量元素　糖尿病饮食中钠盐不宜太多，高钠易诱发高血压和动脉硬化。当出现各种感染和酮症酸中毒时，要注意补充无机盐。所以应鼓励糖尿病患者多摄入含微量元素如铬、锌、锗等的食物。

一日三餐巧搭配

（1）早餐——营养充足　早餐应营养均衡，主要包括谷薯类、肉蛋类、奶豆类和蔬菜水果类，进食的种类越多，对血糖的影响越小。奶豆类中如牛奶和豆浆，含有丰富的钙质和蛋白质，血糖生成指数低，有稳定血糖的作用，可二选其一。谷类、肉类、蔬菜的最佳组合为杂粮面条配蔬菜，或是杂粮煎饼配鸡肉和蔬菜等。另可选择苹果、桃、柚子、黄瓜、西红柿等血糖生成指数低的水果。

（2）午餐——品种丰富　午餐宜荤素搭配，少油、少盐。午餐的首选食材为胡萝卜、豆角、茄子、番茄、冬瓜、南瓜、蘑菇、萝卜、海带、木耳、白菜、豆芽、绿叶蔬菜等。肉质宜选择精瘦肉，如瘦猪肉、鱼肉、虾肉、鸡腿肉，总量控制在50g以内。主食粗细搭配如选择杂粮米饭、杂粮馒头等。另外可以做西红柿鸡蛋汤、紫菜汤等增加食物种类，增加饱腹感，控制总热量的摄入。

（3）晚餐——吃点粗粮　晚餐可适当增加粗粮的摄入。粗粮是膳食纤维的"宝藏"，其中维生素和矿物质的含量也较高，能促进肠蠕动，防止便秘。最简单的方法就是晚上煮杂粮粥，材料可用红豆、绿豆、燕麦片、糙米加少量白米，煮成不太烂的粥，配上蔬菜和肉类即可。

糖尿病患者的副食量是否可以不限制

有人认为主食属于碳水化合物，应当少吃，而肉蛋类属于副食且不含糖，多吃点无妨。其实不然，副食量也是应限制的。糖尿病患者每日可摄入的总热量是固定的，虽然主食是血糖的主要来源，但是摄入过多的副食，副食中的蛋白质、脂肪进入体内照样有一部分也可成为血糖的来源。这类副食食用过多，也对病情不利。因此，除合理控制主食外，副食也应合理搭配，否则照样不能取得预期效果。

✎ 多食蔬菜很重要

蔬菜中的营养物质对糖尿病患者保持健康具有重要的作用。大量进食蔬菜及高纤维谷物可以明显降低糖尿病患者血糖水平，甚至可以使他们少吃药或不吃药。蔬菜是多种营养素的来源，含有丰富的维生素、矿物质，特别是含有较大量的食物纤维，进食后对控制糖尿病大有益处。我国营养学家建议，每天要吃 400 ~ 500g 左右的蔬菜。蔬菜的种类繁多，深色蔬菜含胡萝卜素、维生素 B_2 最多，也是维生素 C、叶酸、钙、磷、钾、镁、铁及膳食纤维的重要来源。所有的新鲜蔬菜都含有维生素 C，各种辣椒、绿叶菜中维生素 C 含量都很高。各种蔬菜中都含有膳食纤维，人体所需的膳食纤维除了谷类，主要是从蔬菜、水果中来。蔬菜还有一个特别之处，它可以促进鱼、肉、蛋等蛋白质的消化吸收。有研究表明，单独吃肉食，蛋白质消化吸收率为70%；肉和蔬菜同吃，蛋白质消化吸收率能达到80% ~ 90%。糖尿病患者食入足量的蔬菜，可保证所需的营养素，对于防治糖尿病并发症以及维持人体的正常活动至关重要。

✎ 糖尿病患者如何灵活加餐

糖尿病患者合理地灵活加餐，对平稳血糖有着重要意义。

首先，糖尿病患者可以从正餐中匀出少量主食作为加餐，这样既减少了正餐的摄入，使三餐后的血糖峰值不会一下子升得很高，同时又可以有效地预防低血糖的出现，特别是对上午和半夜出现低血糖者特别有效。

参考加餐时间：上午 9 ～ 10 时，下午 3 ～ 4 时和晚上睡前 1 小时。

参考加餐方法：

方法一：由正餐中匀出半两主食作为加餐。或选用 100g 水果作加餐，但上一餐要减少半两主食。

方法二：选用低糖蔬菜，如 50 ～ 80g 黄瓜，作为加餐。

睡前加餐除主食外，还可选用半杯牛奶，或 1 个鸡蛋，或 50g 豆腐干等高蛋白食品，能延缓葡萄糖的吸收，对防治夜间低血糖有利。

其次，加餐时应注意两点：

（1）不要单纯进食肉类、蛋类食品，应适当进食碳水化合物，如碳水化合物摄取过少会引起饥饿性酮症。

（2）加餐不要超过总热量的需要。

灵活运用"食品交换法"

"食品交换法"是营养学上的一个概念。凡能产生 90kCal 热量的食物即为一个"食品交换份"。换句话说，每个"食品交换份"的食物所含的热量都是 90kCal，但其重量可以不同，例如，1 个"食品交换份"的食物相当于米面 25g，绿叶蔬菜 500g，水果 200g，牛奶 125mL，瘦肉 50g，鸡蛋 50g，油 10g 等等。

食物按照其来源及营养成分的不同分为 8 类，分别是谷薯类、蔬菜类、水果类、大豆类、奶制品、肉蛋类、硬果类、油脂类，同类食品其蛋白质、脂肪、碳水化合物的比例大体相当。同一类当中的不同种食品可以按照"食品交换份"相互交换而热量保持不变，例如，在谷薯类当中，50g 大米可以和 50g 白面、50g

玉米面、50g干粉条及6～8块苏打饼干相互交换；在肉蛋类当中，50g瘦猪肉可以和1个鸡蛋、100g鱼虾、100g豆腐干、250g豆腐相互交换。

不同类食物当营养素结构相似时，也可以互换，例如25g燕麦片可以和200g橘子互换，它们所含热量、碳水化合物基本相近。

🦶糖尿病患者怎样降低饥饿感

糖尿病患者由于血糖代谢紊乱容易出现低血糖而产生饥饿感。降低饥饿感可有以下方法：

（1）少量多餐　将每日饮食总量分配到4～5餐中，白天每3～4小时进餐1次，睡前1～2小时少量加餐，既能避免餐后高血糖问题，又可避免"饿得慌"现象。

（2）荤素搭配　注意控制动物脂肪，但不可少了植物油，瘦肉和鱼虾也可适当吃一些，这样可以延缓胃排空。适当多吃些低热量、高容积的蔬菜，以增加"饱腹感"。

（3）备用零食　联合应用口服降糖药物、胰岛素或者劳动强度大时，患者需要在身边备一些糖果、饼干和含糖饮料，一旦出现"饥饿感"就吃一两块饼干，喝上几口饮料，既可以减轻"饥饿感"，避免"饿得慌"，又可防止诱发低血糖反应。

（4）心理调适　人的饮食量与饮食习惯有关，在不影响营养基础上的饥饿感通过一段时间的忍耐适应是可以缓解的。此外，患者应相信，减少饮食量并不一定会产生饥饿感。不要有事先的饥饿心理恐慌，形成心理暗示，这样容易导致饥饿感的频繁出现。

🦶 糖尿病患者适合哪类蛋白质

糖尿病患者的蛋白质供应，传统多以植物蛋白如豆类、豆制品为主。但科学家经过临床研究后认为，植物蛋白所含人体非必需氨基酸较多，生物利用率低；植物蛋白分子颗粒较大，在肾脏滤过时可造成滤过损伤，能加速肾小球毛细血管的硬化和加重肾脏负担。因此，目前临床并不主张糖尿病患者过多摄食植物蛋白。相反，某些动物蛋白为优质蛋白质，如奶类、禽蛋类、水产类的蛋白质，所含必需氨基酸较多，利用率高，营养价值高。并且这类蛋白质颗粒小，肾脏滤过时不会引起滤过损伤，具肾脏保护作用，对糖尿病的血糖水平亦无不良影响。

对于糖尿病肾病的患者来说则要限制蛋白质的总量，一般主张每日膳食中的蛋白质按照 $0.6 \sim 0.8$g/kg 标准体重给予，还要在限量范围内提高优质蛋白的比例。当发展到终末期出现肾病时，蛋白质限制应更加严格。

所以，建议糖尿病患者在蛋白质的供应上应以优质蛋白质的食物为主，而不是植物蛋白质为主。

🦶 主食多少有讲究

糖尿病患者必须控制主食，那是不是每天吃的粮食越少越好呢？实际上并非如此。现在多数人主张糖尿病患者饮食热量组成中，粮食所占的比例在 $50\% \sim 60\%$ 比较适宜。主食中富含碳水化合物，碳水化合物摄入过多，可使血糖升高而增加胰岛素的负担；碳水化合物摄入太少，容易引起脂肪过度分解，导致酮中毒。具体地说每个糖尿病患者每天主食摄入量一般应在 $200 \sim 400$g。此处主食是指干重，而不是成品主食的重量，患者或家属可准确称量一定量的干粮食，做成米饭或者面食，以对这些粮食制成的主食有个重量或体积上的比较确切的概念。

在计算主食入量时，少量的豆腐、粉条、土豆可不予计算，但在较大量进食此类食物时，还应适当减少主食量。主食宜食五谷杂粮，粗杂粮如莜麦面、荞麦面、燕麦面、玉米面等富含维生素B、多种微量元素及食物纤维，糖尿病患者长期食用可收到降低血糖、血脂的效果。

糖尿病患者可以饮酒吗

酒在很多人的生活中必不可少。但是对于有代谢疾病的糖尿病患者来说，他们可以喝酒吗？糖尿病患者喝酒对身体好不好呢？

酒精对糖尿病患者来说存在着很多负面的影响：饮酒可影响糖尿病患者的血糖，酒精可使患者发生低血糖的机会增多，这是由于每克酒精产热7kCal，患者可能因喝酒而减少饮食，但酒精的吸收和代谢较快，不能较长时间维持血糖水平，而且酒精本身也能刺激胰岛素的分泌，增强胰岛素的作用。此外，糖尿病患者饮酒也不利于血脂控制，还会引起脂肪肝甚至肝硬化，加重肝脏的工作压力。

糖尿病患者不宜饮酒，过量的酒类可造成血脂代谢紊乱，并加重肝脏负担；长期饮酒可增加糖尿病并发症发生率；注射胰岛素者空腹饮酒会引起低血糖。因此糖尿病患者不宜饮酒。如欲饮酒，可少量饮用酒精浓度低的啤酒。400mL啤酒约供热能112kCal，相当于30g粮食，主食量中应相应减去这部分。

因此，糖尿病患者并不适合喝酒，最好戒酒。

糖尿病患者应该限制饮水吗

糖尿病患者的典型症状是多食、多饮、多尿。很多糖尿病患者都知道控制饮食，有利于控制病情。还有些糖尿病患者认为饮水也应控制，认为少饮水就少排尿，这样"三多"就可以控制了，其实这种观点是错误的。

糖尿病患者多饮水，实际是对体内失水的补充，是人体对失水的一种保护性反应。因为糖尿病患者胰岛素绝对或相对不足，处于高血糖状态，会刺激下丘脑的渴感中枢而致口渴，饮水后可使血浆渗透压下降或恢复正常，起到降血糖的作用，使患者不再口渴。如果限制饮水，就会加重高渗状态，对病情非常不利。患者"多尿"的原因虽然有"多饮"在起作用，但更主要的原因是大量的葡萄糖从尿中排出，发生了渗透性利尿而造成的"多尿"，所以减少尿量，要从控制高血糖入手，而不能控制饮水。饮水不但不会使血糖升高，反而会稀释血液，降低血糖，还能降低血液黏度，对预防脑梗死、心肌梗死等并发症有很大好处。

哪些食物糖尿病患者适合吃

糖尿病患者应该是平衡膳食，也就是说，原则上糖尿病患者什么都可以吃，但关键是怎么吃，吃多少。因为单一食品不能满足人体对多种营养素的需要，所以必须通过多样化的饮食，来达到饮食平衡。平衡膳食应当遵循的原则是粗粮细粮搭配，荤素搭配，不挑食、不偏食，也就是在控制总热量的前提下，尽可能做到肉、蛋、奶、谷类、蔬菜及水果等齐全，从而获得均衡的营养。蛋白应选择优质蛋白如瘦肉、纯牛奶、鱼类等；主食最好选择粗粮如玉米面、荞麦面、燕麦面等；蔬菜以绿叶菜为好，如油菜、小白菜、韭菜、菠菜、芹菜等；水果如柚子、猕猴桃、草莓、青苹果等。这些食物中既含有丰富的维生素，又含有较多的粗纤维，能有效地防止血糖升高过快，还有降低胆固醇、预防动脉硬化、防治便秘的作用。

哪些食物糖尿病患者不宜吃

饮食控制是糖尿病治疗的基础，虽然糖尿病患者应该是平衡膳食，但是某些食物由于其能快速升高血糖或引起糖尿病慢性并发症的发生，比如高糖分、高热量、高胆固醇的食物，应该少吃或尽量不吃。糖尿病患者不宜吃含糖高的食物，如白糖、红糖、冰糖、葡萄糖、麦芽糖、巧克力、奶糖、水果糖、蜜饯、水果罐头、汽水、果汁、果酱、冰淇淋、甜饮料、甜饼干、甜面包及糖制糕点等食品。以上食品含单糖或双糖很高，糖尿病患者进食后易出现高血糖。

含热量较高的花生、瓜子、腰果、松子、核桃不宜经常食用，含淀粉量较高的食物进入人体会直接分解为糖类，如粉丝、红薯、土豆、芋头、玉米、菱角、栗子等，也不宜作为糖尿病患者大量食用的食物。

富含胆固醇的食物及动物脂肪也不宜过食，如动物的脑、肝、心、肺、肾、蛋黄、肥肉、黄油、猪牛羊油等，以及油炸、油煎、油炒和油酥的食物，因以上食物易使血脂升高，导致动脉粥样硬化和心脑血管疾病发病率增加。

过咸或腌制的食物应慎用，以防止钠盐摄入过多，因高钠易诱发高血压和动脉硬化。

糖尿病患者应该选择吃哪些水果

有人认为大部分水果含有大量糖分，应该禁食，其实不然，糖尿病患者是可以进食水果的，但应该注意以下几点：

（1）血糖控制平稳时可以选用水果；在血糖水平控制差时不宜进食水果。

（2）应将水果的热量计入每日总热能之内，食用水果时应减去相应的碳水化合物的量。

（3）吃水果最好在两餐之间作为加餐，既不至于导致血糖太高，又能防止低血糖的发生。

（4）通过血糖监测寻找出适合自己的水果。

水果中含有丰富的维生素、矿物质等营养素和纤维素，这些对糖尿病患者是有益的。而且不同水果含糖分差别比较大，柚子、猕猴桃、草莓、青苹果含糖很低，可以首选；甜瓜、西瓜、樱桃含糖较少，可以适量食用；香蕉、橘子、苹果、梨含糖量中等。

"无糖"或"降糖"食品可以大量食用吗

随着糖尿病患者人数的猛增，目前市面上出现各种各样的"无糖"或"降糖"食品，如无糖饮料、无糖奶粉、无糖燕麦片等等。这些"无糖"或"降糖"产品可以大量食用吗？

无糖食品只是在加工过程中用其他甜味剂代替食糖而已。但事实上，不仅仅是具有甜味的单糖、双糖可以使血糖升高，没有甜味的淀粉通过消化水解后最终都将转化成葡萄糖，同样可以使血糖升高。虽然"无糖"食品没有添加带甜味的食糖，但其他原料如油脂、面粉等的使用与同类食品并无差异，在体内的升血糖作用也与普通食品一样。

一些宣称有"降糖"作用的食品只是一些低血糖指数食物，本身只使进食后血糖高峰值变得平缓而已，但并不具有降糖作用，商家就是利用这类低血糖指数食物加工成所谓的降糖食品。可有些患者并不明白这个道理，为了"降糖"，就大量食用这些食品，结果反而使得饮食失控。

适合糖尿病患者的饮品有哪些

白开水应该是最适合糖尿病患者饮用的饮料。每日给予足够量的白开水，不仅能带走身体内排泄出的毒素与废物，维持正常新陈代谢和生理功能，同时也是对体内水分流失的补充。糖尿病患者喝水多是对体内高渗、缺水状态的一种自我调节与保护，所以糖尿病患者要多喝水。

牛奶和豆浆：牛奶和豆浆富含蛋白质、钙等多种营养成分，是糖尿病患者的良好饮料，但要注意在饮用时不要加糖。奶制品含有丰富的钙和维生素 D，对改善糖尿病病情有益。豆类也是非常健康的食物，不仅可以增强饱感，而且富含蛋白质、纤维素、无机盐和维生素。每 100g 大豆大约含钙 190mg，可满足一天钙需求量的 20%。

蔬菜汁：蔬菜汁等含多种维生素、微量元素和膳食纤维的饮品，是适合糖尿病患者的无糖饮料。

茶：糖尿病患者可以喝茶。茶不仅可以给人体补充足够的水分，其中还含有很多营养成分，如茶碱、维生素、微量元素等。

咖啡：咖啡含热量高于茶，糖尿病患者可以喝少量咖啡，但不宜过多过频。

食品交换份如何计算

许多人得了糖尿病以后为了控制血糖的升高而十分注重控制饮食，这对糖尿病的病情控制有好处，但是有的人不懂得如何选择饮食才能有效控制血糖，只是听说米和面的含糖量高、粗粮的含糖量低就不敢进食馒头或米饭而每天只吃高粱米、荞麦面等粗粮，由于每天都吃同样的食物，久食生厌不说，更因为营养单一而造成免疫力下降而容易患上其他疾病。我们说，多种多样的食物才能获得均衡的营养，丰富多彩的饮食才可以满足人们的口味享受。糖尿病患者本来就容易发生免疫力下降，如果再不能做到营养的均衡就更不利于疾病的康复。既控制饮食的量使之恰到好处，又保证饮食的质使之营养均衡，对糖尿病患者来说至关重要。

不同的食物所含的营养成分虽然各有不同，但同一类别的食物所含的营养成分又往往非常相近。在配餐的过程中可以互换搭配。以下是几类常见食物的交换份举例。

等值谷物类：每份用量为50g，白米、挂面、高粱米、大麦、小米、玉米面、筱麦面、荞麦面等，其热量、碳水化合物、蛋白质、脂肪的含量大致相当。

等值蔬菜类：①甲种：含糖量1%～3%的蔬菜，每份用量为500～750g。如叶类蔬菜白菜、圆白菜、菠菜、油菜，根茎类蔬菜芹菜、竹笋、苤蓝，瓜果类蔬菜西葫芦、丝瓜、冬瓜、茄子、黄瓜、西红柿、苦瓜，以及绿豆芽、鲜蘑菇、茭白、龙须菜、冬笋、花菜。②乙种：含糖量≥4%的蔬菜，每份用量为100～350g，如：350g的萝卜、倭瓜、柿椒，250g的鲜豇豆、扁豆，200g的胡萝卜、蒜苗，100g的鲜豌豆。

等值水果类：西瓜、甜瓜、杨梅、木瓜、草莓、杨桃、柠檬每份用量为300g。柚子、芒果、李子、杏每份用量为200g。芦柑、枇杷、橘子、樱桃、葡萄每份用量为150g。橙子、梨、桃、菠萝、苹果、鲜荔枝每份用量为100g。香蕉、山楂每份用量为50g。

等值肉蛋类：精瘦牛肉、羊肉、兔肉、驴肉、马肉、鱼、虾、鸡肉每份用量为50g。鸭肉、鹅肉、猪肉每份用量为30g。鸭蛋、鸡蛋每份用量为 1 个。

等值豆乳类：干黄豆 40g，牛奶 200g，酸奶（无糖）100g，豆腐粉 40g，奶粉（无糖）30g。

等值油脂类：各种烹调油 1 汤匙（9g），核桃仁 15g，花生 15g，松子 15g，瓜子（带皮）30g。

只有熟练掌握食品交换份的换算方法，才能更充分地享受美食，同时让您的饮食疗法得以贯彻，这对于改善病情、预防并发症是大有裨益的。

中药疗法

中药是中医治病的主要手段，剂型多样，传统的有汤、酒、茶、露、丸、散、膏、丹等，尤其中药汤剂更能灵活体现中医辨证论治的特色。中医治疗糖尿病也是通过中药方剂对患者进行整体的调理，包括预防和治疗各种并发症，都是从根本上调整机体免疫力，改善糖脂代谢，进而提高患者的生活质量。中药疗法不仅是早期患者的除运动疗法之外的首选治疗方法，也是糖尿病治疗过程中自始至终不可或缺的治疗手段之一。下文将给大家介绍一些基本的中药煎服知识，以及中医应用中药治疗糖尿病的基本理论。

中药治疗糖尿病的优势是什么

（1）改善临床症状　临床上经常可以见到不少血糖控制良好但仍然存在这样那样不舒服感觉的患者，如口干不欲饮、倦怠乏力、多汗等。对此，西医没有更好的治疗方法，此时就可以充分发挥中医的优势，通过辨证论治取得良好疗效。

（2）降低患者的血糖　许多人认为中药只能改善症状而不能

降低血糖，这种认识是非常错误的。只要辨证准确，用药得当，中药是可以发挥降糖作用的。只不过中药的降糖作用起效较缓，不像西药来得这么快罢了。中药虽然起效较慢，但疗效稳定、作用持久，且很少毒副作用，更无药物依赖。

（3）为降糖西药增效减毒，减少其使用剂量　西药降糖的疗效肯定，但存在不同程度的不良反应。长期大剂量使用西药必然给身体带来一定的损害。加用对证的中药进行治疗，可以提高人体对西药的敏感性，增强其疗效，并可降低其副作用，从而可以协助平稳降糖并逐渐减少西药的使用量。

（4）预防和治疗慢性并发症　糖尿病的慢性并发症可发生于全身任何脏器，发病机制尚未完全明了，目前西医还缺乏切实有效的防治措施，在同样的情况下配合中医辨证论治，不仅可以明显降低糖尿病并发症的发生率，而且对已经合并并发症的患者具有很好的治疗作用。

如何煎煮中药

（1）器物　最好选择砂锅、瓦罐、陶瓷锅来煎药，因为这些质地的器物性质稳定，不容易与药物起化学反应。如果手边没有，还可以选择玻璃锅、搪瓷锅。最好不要用金属制的锅如铁锅、铝锅、铜锅。

（2）用水　一般来说，只要是清洁的水就可以用来煎药。一剂药一般煎两次，即头煎和二煎。一般头煎加入的水为药材量的5～8倍，或将饮片适当加压后，水面没过饮片2～3cm为宜。二煎用水量可少一些，高出药平面即可。

（3）煎煮　中医煎药讲究武火（大火）、文火（小火），先用武火将药煎开，再调至文火慢煎。一般说来，具有发散解表作用的方药要用大火，煎的时间不能太长，15～20分钟即可；具有补益作用的方药，要用小火久煎，大约40分钟左右。要特别注意不能将药煎糊，如果煎糊了是绝对不能服用的。

煎煮前还要仔细阅读处方中有没有先煎、后下、另煎、烊化等要求，这些是中药的特殊煎煮法。

先煎：把标明要先煎的药，用武火煎开后，再用文火煎20～30分钟，再下其他药物同煎。需先煎的药大多为矿石类、硬壳类质地坚硬的药物。

后下：应在首煎文火煎煮20～30分钟时放入，同煎3～5分钟即可。后下药多为气味芳香、挥发性强的药。

另煎：也就是单独煎煮。另煎的药物多是贵重药材，单独煎煮既可以避免贵重药材的浪费，又保证有效成分的煎出，提高疗效。

烊化：一些黏性大的胶类药物，不宜与其他药同煎，必须放在容器内隔水炖化或加少量水煮化后，再兑入药汁中同服。

冲服：对于一些用量少的贵重药不宜与其他药煎在一起，应研成细末后用药汁冲服。

服用中药期间饮食上有什么需要注意的

服用中药期间，饮食方面一般没有什么特别要求，顺其自然就可以了。但病情需要或服用某些特别的药物时应在医生的指导下适当忌口，生、冷、黏腻、辛辣的食品要少食或不食。饮食当以清淡为主。

中药能和西药一起服用吗

在临床上，中西药联合治疗糖尿病的情况日益增多，这种情况下，一般主张把中药和西药隔开30分钟服用，一方面可以避免药物交叉反应，一方面也可以增强药物的吸收效果。

🦶 中药能降低血糖吗

有人认为中药治疗糖尿病只能改善症状不能控制血糖，这种说法是没有事实根据的，是由于缺乏中医药知识而形成的偏见。

同西医一样，药物疗法也是中医治疗糖尿病的主要方法之一。中药治疗糖尿病，就是针对患者不同的疾病状况和临床表现，根据中医辨证施治的原则，严格按照理法方药的程序和君臣佐使的要求，选药配伍形成有效的复方而达到治疗效果。这种用药方式的特点是能够针对不同的患者、不同的并发症、不同的疾病阶段、不同的体质特点、不同的疾病状态等，个性化地、灵活地选药配方，药物的功效相辅相成，体现了个性化的治疗特点。只要辨证正确，用之得法，一定会收到很好的治疗效果。比如：

若患者以乏力、口渴、腰膝酸软、目干目涩、头晕耳鸣、失眠多梦等表现为主，舌质暗红，舌苔黄腻者，临床辨证属于肝肾阴虚、肝阳偏亢为主，兼见脾气虚，夹瘀夹湿热，便以养肝滋肾平肝为主，佐以健脾益气，兼以活血清利湿热为法来选药组方。若以急躁易怒、口干口苦、胁肋胀满、失眠多梦、乏力、胃脘胀满、小便黄等为主要表现，舌暗红有齿痕、苔黄腻者，临床辨证就属于肝气郁滞为主，兼见脾肾气阴两虚而夹瘀夹湿热者，便以疏肝解郁为主，健脾滋肾为辅，佐以活血清利为法来选药组方。

但要注意，中医的药物治疗一定要通过专科医生的辨证处方才可以。即使是有些病友用后证明有效的偏方验方，也要在中医医师的辨证确认后才可以使用，切不可自作主张，以免用之不当反而加重病情。

治疗糖尿病需要终身服用中药吗

在汤药的服用时间以及长短上，一些患者认为糖尿病是慢性病，需要终身服药。其实，终身服汤药并不必要，在服药的过程中，定期检测血糖和肝肾功能，如果指标始终正常，而患者的症状也得到改善，就可以停药。

单味中药可以治疗糖尿病吗

现代药理研究证明，很多单味中药具有降糖作用。但中医药的特点是重视患者的个体差异性和复方治疗。中医药治疗糖尿病的优势不仅在于降低血糖，更重要的是通过辨证论治的方法，采用综合措施改善症状，防治并发症，起到提高生活质量和延长寿命的作用。而单味中药虽有一定作用，但与复方相比，力量薄弱，很难兼顾患者的所有病证。所以，一般不主张用单味中药治疗糖尿病。

心理疗法

糖尿病患者常会出现焦虑、抑郁等情绪。消极的心理因素会波及血糖，而糖尿病本身也会直接影响患者的性格和精神状态。通常，一些成年人得知自身患有糖尿病，都会出现不同程度的焦虑或抑郁，不愿与人接触，甚至自暴自弃，不接受治疗。出现这些状况就说明患者已有心理异常的表现，需要进行心理治疗了。

心理疗法也叫做精神疗法，即中医学中所说的情志调摄，是医务人员在患者诊疗和相互交流过程中，利用语言、态度、表情、行为来改善患者的心性，从而改变患者的认识、情绪和行为等，使之树立战胜疾病的信心，减少或消除各种紧张、消极情绪和异常行为，进而减少或消除由此引起的不适症状的方法。情志因素在糖尿病发生中具有一定的促发作用。许多研究表明，糖尿病的发病与情志因素有密切的关系，通过对糖尿病患者的情志调摄保健，"节喜怒""减思虑"，保持情志调畅，可以帮助患者形成良好的心态，增强战胜疾病的信念，促进气血流通，对于病情的控制和恢复具有非常重要的作用。

不良的情绪会影响糖尿病的康复吗

这个答案是毋庸置疑的。不良的情绪会影响糖尿病的发生和发展。研究表明，人体在不良的情绪下，例如紧张、激动、压抑、焦虑等，会使机体内的一些对抗胰岛素的激素分泌增加，如脑垂体分泌的生长激素、肾上腺分泌的肾上腺素和肾上腺皮质激素，这些都是使血糖升高的激素，通常会导致糖尿病的发病或病情的反复，影响其康复。因此，糖尿病患者应当学会情绪控制，加强自我心身管理。

糖尿病患者的心理障碍有哪些表现

糖尿病患者心理障碍的发生常与年龄、性别、遗传因素及社会因素等相关，近期研究人员发现体重、糖化血红蛋白等也是发生抑郁和焦虑的危险因素。糖尿病患者的心理障碍主要表现在焦虑和抑郁。患者通常自认为祸从天降，会出现心急乱投医，情绪易起伏，易激怒，紧张焦虑不安，失望沮丧，并伴有不同程度的失眠，敏感多疑，消极，性功能减退或丧失，甚至对工作及生活失去信心。

焦虑是指在缺乏相应的客观因素的情况下，出现内心极度不安的期待状态，并伴有莫名的恐惧感。表现为惶惶不安、精神紧张，常常伴有心悸、气急、出汗、四肢发冷、震颤等自主神经功能失调的表现和运动性坐立不安，严重者可以表现为惊恐发作。

而抑郁症是一种常见的心境障碍，可由各种原因引起，以显著而持久的心境低落为主要临床特征，且心境低落与其处境不相称，严重者可出现自杀念头和行为。多数病例有反复发作的倾向，每次发作大多数可以缓解，部分可有残留症状或转为慢性。具体临床症状典型的表现包括三个维度活动的降低——情绪低落、思维迟缓、意志活动减退；另外一些患者会以躯体症状表现为主。程度较轻的患者感到闷闷不乐，无愉快感，凡事缺乏兴趣，感到"心里有压抑感""高兴不起来"；程度重的可悲观绝望，有度日如年、生不如死之感，患者常诉说"活着没有意思""心里难受"等。更年期和老年抑郁症患者可伴有烦躁不安、心神不宁、浑身燥热、潮红多汗等。典型的抑郁心境还具有晨重夜轻节律的特点，即情绪低落在早晨较为严重，而傍晚时可有所减轻。

如何进行心理状态的自我评估

为了清楚地了解自己的心理健康情况，你可填写表1、表2进行自我评估。

表1　焦虑自测量表（SAS）

填表注意事项：下面有20条文字，请仔细阅读每一条，根据您最近1星期的实际情况在相应的方格里画"√"。

项目内容	A	B	C	D
	没有或很少有时间	小部分时间	相当多时间	绝大部分或全部时间
1.我觉得平时容易紧张或着急	□	□	□	□

项目内容	A	B	C	D
	没有或很少有时间	小部分时间	相当多时间	绝大部分或全部时间
2. 我无缘无故在感到害怕	☐	☐	☐	☐
3. 我容易心里烦乱或感到惊恐	☐	☐	☐	☐
4. 我觉得我可能将要发疯	☐	☐	☐	☐
5. 我觉得一切都很好	☐	☐	☐	☐
6. 我手脚发抖	☐	☐	☐	☐
7. 我因为头疼、颈痛和背痛而苦恼	☐	☐	☐	☐
8. 我觉得容易衰弱和疲乏	☐	☐	☐	☐
9. 我觉得心平气和，并且容易安静坐着	☐	☐	☐	☐
10. 我觉得心跳得很快	☐	☐	☐	☐
11. 我因为一阵阵头痛而苦恼	☐	☐	☐	☐
12. 我有晕倒发作，或觉得要晕倒似的	☐	☐	☐	☐
13. 我吸气呼气都感到很容易	☐	☐	☐	☐
14. 我的手脚常常是干燥温暖的	☐	☐	☐	☐
15. 我因为胃痛和消化不良而苦恼	☐	☐	☐	☐
16. 我常常要小便	☐	☐	☐	☐
17. 我的手脚麻木和刺痛	☐	☐	☐	☐

项目内容	A	B	C	D
	没有或很少有时间	小部分时间	相当多时间	绝大部分或全部时间
18. 我脸红发热	☐	☐	☐	☐
19. 我容易入睡并且一夜睡得很好	☐	☐	☐	☐
20. 我做噩梦	☐	☐	☐	☐

计分与评估：正序计分题 A、B、C、D 按 1、2、3、4 分计；反序计分题按 4、3、2、1 计分。反序计分题号：5、9、13、14、19。总分乘以 1.25 取整数，即得标准分，分界值为 50 分。分值越小越好；分数越高，表明焦虑倾向越明显。通常，50～59 分为轻度，60～69 分为中度，69 分以上是重度。

表 2　抑郁自评量表（SDS）

填表注意事项：每一个条目均按 1、2、3、4 四级评分。请受试者仔细阅读每条陈述句，或检查者逐一提问，根据最适合受试者情况的时间频度圈出 1，或 2，或 3，或 4。

项目内容	偶有	有时	经常	持续
1. 我感到情绪沮丧，郁闷	1	2	3	4
2. 我感到早晨心情最好	4	3	2	1
3. 我要哭或想哭	1	2	3	4
4. 我夜间睡眠不好	1	2	3	4

项目内容	偶有	有时	经常	持续
5. 我吃饭像平时一样多	4	3	2	1
6. 我的性功能正常	4	3	2	1
7. 我感到体重减轻	1	2	3	4
8. 我为便秘烦恼	1	2	3	4
9. 我的心跳比平时快	1	2	3	4
10. 我无故感到疲劳	1	2	3	4
11. 我的头脑像往常一样清楚	4	3	2	1
12. 我做事情像平时一样不感到困难	4	3	2	1
13. 我坐卧不安，难以保持安静	1	2	3	4
14. 我对未来感到有希望	4	3	2	1
15. 我平时更容易激怒	1	2	3	4
16. 我觉得决定什么事情很容易	4	3	2	1
17. 我感到自己是有用的和不可缺少的人	4	3	2	1
18. 我的生活很有意义	4	3	2	1
19. 假若我死了别人会过得更好	1	2	3	4
20 我仍旧喜爱自己平时喜爱的东西	4	3	2	1

评分方法：

20个条目中有10项（第2、5、6、11、12、14、16、17、18、20）是用正性词陈述的，为反序计分；其余10项是用负性词陈述的，按上述1～4顺序评分。SDS评定的抑郁严重度指数按下列公式计算：抑郁严重度指数＝各条目累计计分/80（最高分）。指数范围为：0.25～1.0，指数越高，抑郁程度越严重。

为什么心理疗法对糖尿病患者很重要

在疲劳、焦虑、失望或激动时，机体因应激状态会引起血糖的升高，对胰岛素需求量就会加大。因此，保持心理健康对糖尿病的防治非常重要。乐观稳定的情绪有利于维持患者血糖的稳定，而焦虑的情绪会引起一些应激激素如肾上腺素、肾上腺皮质激素及胰高血糖素等的分泌，从而拮抗胰岛素，引起血糖升高，使病情加重。糖尿病病程长，大多数患者存在不同程度的心理异常，如角色缺如等。通过心理疗法，鼓励糖尿病患者努力做到怡情悦志、胸襟开阔，保持情志舒畅，气血流通，同时摸索出影响病情的有利和不利因素，掌握自己病情的特点，有坚强的信心和毅力，认真治疗而不紧张。坚持不懈地保持合理的饮食、体力活动，以正确的药物治疗为基础，通过心理治疗的配合，达到有效控制和防治糖尿病的目的。

糖尿病患者在接受心理治疗时需要遵循的原则有哪些

心理治疗是通过相互信任的医患关系而进行的，所以首先必须始终保持医患关系处于良好的状态。为此，必须遵循以下基本原则：

（1）接受性原则　首先要相信医生。要知道医生在面对所有来求治的糖尿病患者，不论其年龄大小、职务高低、初诊或复诊，都会一视同仁，同情、理解患者，并期望每一位患者都能早日康复。所以，要毫无保留地向医生诉说你的所作所为和各种感受，相信医生一定会坚持其职业操守，对你的病情感同身受并一定会为你保密，只有信赖医生，接受医生的治疗，才能取得好的治疗效果。

（2）坚持性原则　患糖尿病后必然会产生一种受挫折的心理，但又无可奈何，常常是经历了一番磨难或痛苦的挣扎后才进行心理治疗。在求治时常常询问：我的病能治好吗？其实，不管什么病，只要治疗得当，都是可以治好的。要相信医生告诉你的疾病成功治好的例子，相信医生所说的是有科学依据的，要增强同疾病做斗争的信心和勇气，不要让因为缺乏相关知识而产生的焦虑不安的情绪影响了你的疾病康复。

（3）配合性原则　心理医生在为患者进行治疗时需要认真了解患者的症状、发病原因、诊断及治疗过程中的反应，并在慎重地确定治疗方案之后，还要根据具体情况不断地进行修正和完善。这就需要患者积极配合，主动地向医生告知自己的各种不适并实事求是地回答医生的询问，让医生真正了解你的病情和身体状况以便做出正确判断，拿出适合你的治疗方案。在接受治疗的过程中要认真遵守医嘱，并及时向医生反馈治疗后的感受。只有与医生实现良好的配合和积极的互动，让医生获得有关病情的可靠信息，才能收到事半功倍的效果。

🦶 糖尿病患者接受心理治疗的目的是什么

心理疗法的目的和作用在于帮助患者解除疑虑，消除紧张情绪，并且能够正确认识疾病，树立战胜疾病的信心，达到心理平衡。同时也可纠正一些轻视疾病、盲目乐观的错误认识，使患者真正认识疾病，从而有助于糖尿病的控制，减轻和延缓并发症的发生。所以，从某种角度上讲，心理治疗是糖尿病治疗中至关重要甚至是关键环节。但心理治疗并不能取代药物，需要根据症状，实施机体治疗与精神治疗相结合的方法，以相辅相成，达到预期的效果。

调摄不良情绪的心理疗法有哪些

不良情绪是导致血糖波动的主要诱因之一。因此，面对不良情绪，首先要勇于承认它的存在；其次，分析产生的原因；最后应当寻求适当的方法和途径解决它。下面具体介绍一些调摄不良情绪的方法：

（1）节制法 节制法就是调和、节制情感，防止七情过极，达到心理平衡。具体包括：

① 遇事戒怒："怒"是历代养生家最忌讳一种情绪，它是情志致病的罪魁，也是引起血压、血糖波动的常见原因。怒不仅可伤肝，还可伤及他脏。

②宠辱不惊：人世沧桑，诸事纷繁。喜怒哀乐，此起彼伏。老庄提出"宠辱不惊"的处世态度，对于任何重大变故，都要保持稳定的心理状态，不要超过正常的生理限度。

③ 静神调息：有收敛神气、颐养精气、运行气血、调动体内的调节机能的作用。具体方法：端坐，挺胸收腹，下颌内收，将两手交叠放于肚脐部位，闭合双目，意沉丹田，使精神进入宁静状态。慢慢地调节呼吸，使呼吸缓慢而深沉，逐渐转为腹式呼吸，在意念中两手配合呼吸的速度轻轻地起伏。

（2）疏泄法 疏泄法是把积聚、抑郁在心中的不良情绪，通过适当的方式宣达、发泄出去，以尽快恢复心理平衡。具体方法如下：

①直接发泄：用直接的方法把心中的不良情绪发泄出去，可通过设置情境导泄。如果你遇到不幸，悲痛万分时，不妨大哭一场。通过哭泣可以使有害化学物质排出体外。当心情郁闷、压抑时，可以通过高歌、大喊、打空拳等方式，将内心的积郁发泄出

去。但在发泄不良情绪时，应当学会运用正当途径和渠道，决不可采用不理智的冲动的行为方式。

②宣泄法：即通过任何一种行为以释放和发泄内心的郁闷、紧张不安、焦虑恐惧等情绪的方法。可以是卡拉OK，也可以是体育运动，更可以找个你十分信任的人，把内心的不良情绪都倾诉出来。要知道不良情绪若不及时宣泄，对心理和生理活动都会产生很大影响，容易致生很多疾病。只有把内心的苦水倒出去，才能保持最佳的心理状态，并由最佳的心理状态带来最佳的生理状态，促进疾病的康复。

（3）转移法　转移法又称移情法，即通过一定的方法和措施改变自己的思想焦点，或改变周围环境，与不良刺激因素脱离接触，从而把自己从感情纠葛中解放出来，或转移到另外的事物上去。可以是登高望远，可以是观海听涛，可以是倾听音乐，可以是书法绘画等等，以忘却烦恼，达到调整气机、精神内守的作用，甚至还可以达到升华、超脱的境界。具体包括：

①环境移情：移情，即派遣情思，改变内心情绪的指向性。当我们在心情不好、感觉痛苦的时候，切不要怨天尤人，而应该到环境优美的公园或自然景区漫步散心，如果条件许可，还可以做短期旅游。把自己置身于自然美景中，可使精神愉快、气机舒畅、忘却烦恼、净化心灵。

②运动移情：运动包括体力劳动和体育运动。大量事实证明，通过运动可有效地把不良情绪释放出去，以调整机体平衡。传统的体育运动健身法，如太极、八段锦等，主张动中有静、静中有动、动静结合，因而能使形神舒畅、松静自然、心神安和，达到阴阳协调平衡。适当的运动可用肌肉的紧张消除精神的紧张，促

进血液循环，使人精神振奋、心情愉快，尤其在空气清新的户外进行运动，更具有调养心神的功效。

③转移心志：即把心思放在可以让你忘却眼前烦乱的另一类事物上，排除内心杂念和抑郁，改变不良情绪和习惯。转移心志的方法很多，可因人而异、灵活运用。如琴棋书画是我国传统文化的四种雅事，古人早就认识到琴棋书画具有影响人的情感、转移情志和陶冶性情的作用："七情之病者，看书解闷，听曲消愁，有胜于服药者矣。"

（4）以情胜情法 根据情志及五脏间存在的阴阳五行生克原理，用互相制约、互相克制的情志，来转移和干扰原来对机体有害的情志，借以达到协调情志的目的。

中医认为五志分属五脏，五志与五脏之间按五行生克规律而互相制约。因而根据"以偏救偏"的原理，主张以情胜情，以使患者达到心理的平衡。中医的情志制约疗法包括以喜胜悲法、以悲胜怒法、以怒胜思法、以思胜恐法、以恐胜喜法等。通过恰到好处地运用情志之偏来纠正患者的情志之偏，可以纠正脏腑阴阳气血之偏，使机体恢复平衡协调而促进疾病的康复。当然，这种疗法一定要由医生主导进行，切不可随意行之。

（5）音乐疗法 音乐之声与人的心灵感受相融合。近年来研究表明，音乐对人的情感能起到多方面的作用，比如节制作用、疏泄作用和移情胜情的作用。多听你喜欢听的音乐或在医生的指导下选择听取适当的音乐，不仅可以减轻对机体有不良作用的情志影响，更可以提高人体的各种机能，促进身体的强健和疾病的康复。

糖尿病患者如何保持良好的心理状态

糖尿病患者必须保持良好的心理状态才有助于疾病的治疗和身体的康复，这就要求患者既要重视自己的疾病而不要掉以轻心，又要放松自己的心情而不要诚惶诚恐。俗话说：病是自己得的，也是自己好的。身体康复的关键就在自己，而良好的心理和生理状态是战胜疾病的基本前提。当出现心情紧张时，不妨欣赏几首美妙的音乐，或是自己高歌几曲，会使你精神振奋；当劳累的时候，不妨暂且放下手头工作，小憩片刻；也可做一下深呼吸，或者给自己的朋友打打电话聊聊天，甚至养一些花草鱼鸟，培养业余生活情趣，放松身心。必要时可向糖尿病专家或心理医师咨询相关知识。

如何解决在饮食控制方面的心理问题

绝大多数糖尿病患者都对饮食控制存在一定的心理问题。而饮食治疗在糖尿病整个治疗中起着非常重要的作用。通常临床常见两种心理问题：其一，有些患者过于紧张，表现为过度严格控制饮食，什么东西都不敢吃，或是进食较少，并认为只要不吃或少吃东西就可以控制血糖；其二，部分患者认为自己已经在吃药或者是注射胰岛素了，已不需要再控制饮食。这两种认识都是万万要不得的！因为对糖尿病患者来说，本来就糖耐量很低，若是过度控制饮食不敢吃东西，则极易出现低血糖，时间久了容易出现营养不良、免疫力下降等而加重病情；若是以为用药了就随意吃，则又容易致使血糖控制不佳而加重病情。所以，必须避免这两种情况对糖尿病治疗效果的不良影响。

这两类患者应当接受正确的糖尿病教育，消除不良的心理因素。既不要过度紧张而投鼠忌器，又不要掉以轻心而暴饮暴食，而应在医生的指导下既认真对待又放松身心地做好饮食控制和调养，促进疾病的康复。

其他疗法

针灸

针灸为什么能治疗糖尿病呢？这还要从糖尿病的发病说起。前面说糖尿病主要症状是多饮、多食、多尿。不同的糖尿病患者表现也不尽相同，有的人一天能喝几暖瓶水，还觉得渴；有的人吃得很多还总觉得饿；有的人尿频、尿多，总想去厕所；也有的人可能没有任何症状。前面讲过，糖尿病的发生主要有三个方面的原因：一是饮食不节，损伤脾胃；一是情志刺激，郁怒伤肝；一是素体亏虚，过劳伤肾。也就是说，糖尿病的发病与肝脾肾三脏的功能失调有着密切的关系。因此，我们可以根据糖尿病发生的不同情况选择相应的肝经、肾经以及脾、胃经的腧穴进行针刺以达到缓解某些特定症状的目的。那么针灸的作用是如何实现的呢？我们先来了解一下针灸疗法的原理。针灸疗法是运用针法或灸法刺激体表的穴位，通过经络的内外联系，作用于脏腑而发挥相应的治疗作用。具体地说，就是绝大部分穴位分布在不同名称的经络上，而不同经络具有各自不同的走向和循行路线，且分别联系于相对应的脏腑。通俗地说，经络就好比一架桥梁，桥的两边分别是体表的穴位和体内的脏腑，通过经络的桥梁作用，体表的穴位和体内的脏腑可以相互联系。因此，若针灸刺激体表的穴位，就可以通过经络这架桥梁的联系作用，间接将针灸效应传达到脏腑，从而起到调节脏腑功能的作用。如果异常的脏腑功能被纠正过来，就能够从根本上治疗糖尿病。

　　针灸治疗糖尿病可应用于疾病发展的各个阶段。对于单纯控制饮食，血糖水平仍超过正常值的，或单纯口服降糖药血糖控制不理想的，或口服降糖药加用皮下注射胰岛素血糖控制仍不理想的，均可以根据病情的需要，制订具有个性化的针灸治疗方案。针灸治疗糖尿病的取穴多以肝、脾、胃、肾的背俞穴为主，配合足少阴肾经腧穴。若以吃饭量多、容易饥饿、口干、想喝水为主要表现者，可以选用足阳明胃经的穴位；若以尿频、尿多、尿混浊如膏状或脂状，伴有头晕眼花、腰酸腿软等为主要表现者，可以选用足少阴肾经的穴位等。另外，还有个经外奇穴叫胃脘下俞，有些报道称之为胰俞（位置在第 8 胸椎棘突下旁开 1.5 寸。简便取穴：先找到肩胛骨下角，两个肩胛骨下角连线与脊柱的交点对应的是第 7 胸椎棘突，沿着脊柱往下数一个棘突就是第 8 胸椎棘突，肩胛骨内侧缘至后正中线为 3 寸，由肩胛骨内侧缘引一条垂线，那么，棘突下端到该垂线距离的中点即是胃脘下俞），是治疗糖尿病的经验穴位。针灸该穴位，可以促进胰岛素的分泌，改善糖代谢，从而起到降血糖的作用。我们可以经常让家人协助按揉这个穴位，就可以起到协助调节血糖的效果。

　　针灸不但能够治疗糖尿病，还能够治疗糖尿病的很多并发症。人体所有的腧穴除了可以治疗其所属经络和脏腑的疾病之外，还有一个共同的主治特点，那就是近治作用。什么是近治作用呢？近治作用是指腧穴能够治疗其所在部位及临近脏腑、组织、器官的病证。可以这样认为，穴位在哪个位置，就可以治疗那个位置及其附近的组织、器官及脏腑的病变。例如糖尿病并发肢体麻木、疼痛，在上肢我们就可以选用肩部的肩髎、肩髃穴，前臂背面的手三里，肘横纹外侧端的曲池，前臂背面的外关，手指指蹼后缘的八邪穴；在下肢我们可以选取大腿外侧的风市，小腿外侧的阳陵泉、足三里，外踝附近的悬钟，足趾趾蹼后缘的八风等。若并发视物模糊可以选用眼周围的穴位如睛明、丝竹空、四白、承泣等穴；若口干可选用舌下的金津、玉液；若大便秘结可选肚脐旁的天枢穴等等。

针灸治疗糖尿病具有简便、价廉、有效、安全、无副作用、全面调理等优点，体现了中医的整体观念。但针刺有很多注意事项，有些穴位针刺还有风险，甚至危及生命，因此，必须由专业的针灸医师操作，决不能在家自己进行针刺治疗。但如果在医生指导下选用适当的穴位进行艾灸治疗，还是可以自己操作的，但施灸时要避免烫伤。

下面我们介绍一种患者可以在家自己操作的疗法，叫做耳穴压丸法。耳穴压丸法是使用丸状物贴压于耳穴上以达到治疗疾病的目的。该方法具有安全、无创、无痛、作用持久的优点，且能够起到与毫针、埋针相同的疗效。压丸所用的材料要选用表面光滑、质地较硬的丸状物，临床常用的如王不留行籽、油菜籽、莱菔子、小米、磁珠等。目前医疗器械经销店里有粘贴并分割好的压丸，买来即可以使用。一般常用穴位有胰、肺、胃、肾、内分泌等。需要注意的是，压丸前要对耳部进行消毒，如果有湿疹、溃疡或冻疮等耳部皮损的耳穴不宜压丸。贴敷后要适度按揉，以耳郭有发热、肿胀感为度，可于晨起、每日三餐前及睡前各按揉一次。3日更换一次，两耳交替。至于耳穴的定位，患者可以去医疗器械商店购买耳穴模型，按照模型所示位置选择相应的穴位。

🦶 按摩

相对于针刺，穴位按摩更加安全、无痛苦，患者可以在家自行操作。下面我们就谈谈按摩对糖尿病的治疗作用。

说起推拿按摩，我们千万不要把中医推拿与普通按摩院的推拿相混淆。中医推拿是在中医理论指导下的用于防治疾病的重要手段，具有舒筋活络、行气活血、补益肝肾、通络止痛、健脾利湿、祛湿化痰、养颜美容等功效。中医推拿不仅注重脏腑、经络、穴位的相互关联，另一个重要方面在于治疗时强调手法，即手法的技巧性与规范性。中医推拿产生功效的关键就在于手法，只有掌握了正确的手法才能够做到真正的"妙手回春"。

推拿的基本手法有按、压、点、掐、拨、捏、拿、捻、弹、推、擦、摩、揉、滚、拍、摇、扳等手法。中医手法与相应的穴位相结合，就构成了特定的具有防病治病疗效的推拿处方。对于糖尿病并发周围神经病病情较重的患者，建议去医院推拿治疗。推拿讲究多种手法的综合运用，专业性强，不易掌握。患者在家可使用按、揉、擦等简单的手法。

糖尿病患者的自我按摩以胸腹部、腰背部、上下肢等部位的经络、穴位为主。糖尿病患者自我按摩常用处方如下：

（1）擦肾俞　肾俞位于腰部，在第2腰椎棘突下，后正中线旁开1.5寸。简便取穴：两手叉腰时，髂嵴连线的中点是第4腰椎棘突，沿着脊柱往上数2个棘突，两手掌内侧靠近脊柱按摩即可。为什么要擦肾俞呢？前面说过，肾与糖尿病的发病关系密切，肾俞是肾的背俞穴，是肾之气输注于腰部的重要穴位。因此按摩这个穴位，可起到活血通络、补益肾气的作用。另外"肾主骨生髓"，按摩肾俞，能收到益精填髓、强壮筋骨的功效，每天坚持做，不仅对糖尿病有好处，还能强健筋骨。具体做法是：坐在床边，宽衣松带，腰部挺直，两足下垂，以两手掌根部置于腰部两侧的肾俞穴上下加压摩擦各 40 次，再采用顺时针、逆时针旋转摩擦各 40 次。

（2）推腹部　人体足太阴脾经、足厥阴肝经、足少阴肾经、足阳明胃经、足少阳胆经、任脉的循行均过于腹部。人体有两条非常重要的经脉，一条是行于身体前正中线的"任脉"，一条是行于身体后正中线的"督脉"。任脉的作用是沟通管理全身属阴的经脉，全身阴经的气血都要汇聚于任脉，所以我们又把任脉称为"阴脉之海"；督脉的作用是沟通管理全身属阳的经脉，全身阳经的气血都要汇聚于督脉，所以我们又把督脉称为"阳脉之海"。任督二脉连接如环，相互作用，沟通管理着全身阴阳气血的汇交和有序循行。因此按摩腹部穴位可以起到调理阴阳、强身健体的作用，尤其适用于糖尿病体质虚弱的患者。具体方法是：清晨起床后及临睡前，取卧位或坐位，双手叠掌，掌心置于下腹部，以肚脐（神阙穴）为中心，手掌绕肚脐顺时针按摩 40 圈，再逆时针按摩 40 圈。按摩的范围由内向外，逐渐扩大，可上至肋弓部，下至耻骨联合部。按摩的力度应由轻到重，以自我感觉舒适为度。

（3）擦上肢　人体手三阴经、手三阳经经脉循行均经过上肢，擦上肢的部位以手阳明大肠经（上肢外侧前缘）、手太阴肺经（上肢内侧前缘）、手厥阴心包经（上肢内侧中间）为主，手法以直线做上下或来回擦法为主。还可在曲池（简便取穴：屈肘成直角，在肘横纹的外侧端）、手三里（曲池穴下 2 寸）、曲泽（肘横纹中，在肱二头肌腱的尺侧缘）、内关（腕横纹上 2 寸，掌长肌腱与桡侧腕屈肌腱之间）、合谷（简便取穴法：以左手大拇指指间横纹对准右侧虎口，拇指尖端就是该穴，反之亦然）等穴位上各按压、揉动3分钟左右。本法尤其适用于糖尿病并发上肢麻木疼痛的患者，每天坚持按摩，可以舒筋活络、行气止痛，缓解上肢的症状。

（4）擦下肢　按摩的部位以位于下肢内侧前缘的足太阴脾经、前外侧的足阳明胃经和外侧的足少阳胆经为主。手法以直线做从上向下或来回擦法为主，还可在阴陵泉（在内踝尖直上，膝关节内侧偏下方可触摸到骨性标志——胫骨内侧髁，其下缘的凹陷中即是该穴）、三阴交（在小腿内侧，内踝尖上3寸，胫骨内侧缘后际）、太溪（在内踝后方，内踝尖与跟腱之间的凹陷处）、足三里（简便取穴：手掌并拢，食指横平髌骨下缘，手掌下缘距离胫骨前缘一横指）等穴位上各按压、揉动3分钟左右。本法尤其适用于糖尿病并发下肢麻木疼痛的患者。每天坚持按摩，可以行气活血、通络止痛，缓解下肢麻木疼痛等症状。

（5）揉劳宫　劳宫穴是手厥阴心包经的荥穴，位于手掌第2、3掌骨之间，握拳，中指指尖下。对于糖尿病患者经常出现胸闷、心慌、气短者尤为适用。按摩采用按压、揉擦等手法，可左右手交替进行，每穴各操作10分钟，每天2～3次，不受时间、地点限制。也可借助小木棒、笔套等钝性物体进行按摩。

（6）按涌泉穴　涌泉穴是足少阴肾经的井穴，位于足底，屈足卷趾时足心最凹陷中。按摩可采用按压、揉擦等手法，左右手交叉进行，每穴各操作10分钟，最好每天早晚各1次。也可借助足底按摩器或钝性的物体进行自我按摩。

常见糖尿病并发症的自我按摩法：

（1）糖尿病并发周围神经病变的自我按摩方法　糖尿病并发

周围神经病变多见四肢（尤其是手足的末端）麻木、发胀、疼痛、无力等表现，按揉四肢局部肌肉和附近的穴位可起到疏通经脉、调和气血的作用。

①放松臂部及腿部肌肉：用拿法或揉法放松臂部、腿部肌肉，自上到下，时间以上下肢各 5 分钟为宜。

②点揉臂部及腿部穴位：用手指按揉双侧曲池、手三里、外关、合谷、八邪、足三里、血海（在股前区，髌底内侧端上 2 寸，股内侧肌隆起处。简便取穴法：患者屈膝，医者以左手掌心按于患者右膝髌骨上缘，或者右手掌心按于患者左膝髌骨上缘，第 2 ～ 5 指向上伸直，拇指约成 45° 斜置，拇指尖下是穴）、梁丘（在大腿外侧，屈膝，当髂前上棘与髌底外侧的连线上，髌底上 2 寸）、承山（在小腿后区，腓肠肌两肌腹与肌腱交角处）、八风（在足背，第 1 ～ 5 趾间，趾蹼缘后方赤白肉际处，左右共 8 穴）等穴，每穴各 1 分钟左右。

（2）糖尿病并发眼病的自我按摩方法　糖尿病可导致眼睛疲劳感、视物模糊、白内障等症状，按摩眼睛周围的部位或穴位，可以起到活血通络、明目退翳的作用。具体操作方法是：

①分推前额：用双手手掌分推前额，由下至上，按摩 2 分钟左右。

②轮刮上下眼眶：双手大拇指按压在太阳穴（在眉梢与目外眦之间，向后约 1 横指的凹陷中。简便取穴：在眉梢后下方的凹陷中）上，双食指弯曲，自眼眶内侧向外侧刮动上下眼眶，各 1 分钟左右。

③揉按眼周穴位：用拇指指腹按摩眼周围的睛明穴（在面部，目内眦内上方眶内侧壁凹陷中。简便取穴：在眼内角向上，鼻根

与眼眶形成的凹陷处）、四白穴（在面部，在瞳孔下方的框下孔中）、攒竹穴（在面部，眉头端的凹陷中）、印堂穴（在面部，两眉头连线的中点）、太阳穴各 1 分钟左右。

除了按摩眼周围的穴位外，还可以按摩合谷穴。合谷穴是手阳明大肠经的合穴，是大肠经气汇集之处，手阳明大肠经是多气多血之经，按摩该穴可活血通络，气血运行畅通，则可濡养眼目。具体按摩方法是用拇、食指拿捏双侧合谷穴，每侧 1 分钟。

（3）糖尿病并发高血压的自我按摩方法

①抹桥弓：用拇指指腹自上而下轻轻推抹桥弓。桥弓的位置是颈部翳风穴（耳垂后下缘的凹陷）至缺盆穴（锁骨上窝中央）的连线。注意手法要轻柔，力度不宜过大，以使局部微热感为度，每侧约 1 分钟左右。每天坚持按摩该处，可保持颈部血管的弹性，从而起到调整血压的作用。

②擦揉颈项部肌肉：分别用两手第 2 ～ 5 指的指腹自上而下按揉同侧颈项部的肌肉，每侧约 1 分钟左右。可以缓解颈项部肌肉的紧张，促进颈部血液循环，从而改善脑部供血，调整血压。

③揉耳部：由耳尖至耳垂，沿着降压沟，用拇指和食指擦揉，每侧 1 分钟左右。

④揉风池：用双手大拇指分别按揉双侧的风池穴（在颈后区，枕骨之下，胸锁乳突肌上端与斜方肌上端之间的凹陷中），时间以 2 分钟为宜。风池穴是治疗高血压的经验穴位，该穴深部毗邻脑干和椎动脉，按摩该穴，可以改善椎 - 基底动脉的血液循环，改善脑代谢，调节血压。因位置特殊，按揉时力度不宜过大，以有胀感为宜。

⑤揉太冲：用手指按揉太冲穴（在足背，第 1、2 跖骨间，

跖骨底结合部前方凹陷中，或触及动脉搏动），每侧1分钟左右。太冲穴是足厥阴肝经具有特殊治疗作用的腧穴——原穴，是肝之原气汇集之处。按摩该穴，可疏通肝经之气、平肝潜阳，尤其适用于平常心烦焦虑、急躁易怒的高血压患者。

🦶 药浴

药浴作为一种独特的中医疗法一直沿用至今。根据记载，药浴疗法在我国已有上千年的历史。从周朝开始，人们就开始利用中药佩兰煎煮的药液来清洁身体。我国伟大的诗人屈原曾写下"浴兰汤兮沐芳华"的诗句来描述中药药浴的功效。从清代起，药浴开始正式应用于疾病的预防和治疗，并备受推崇。药浴的机理是运用具有不同药理作用的药液泡洗全身肌表，经过皮肤对药物的吸收，从而产生由表及里的独特的治疗作用。现代医学研究表明，药浴能够提高血液中免疫球蛋白的含量，增强皮肤的弹性。糖尿病患者常常有手足麻木、皮肤瘙痒、糖尿病足等并发症，通过药浴泡洗能够起到驱风散寒、行气活血、化瘀通络、协调脏腑的作用，从而改善临床症状。下面，给大家介绍几种糖尿病患者常用的药浴方：

（1）沐浴方

方药：茵陈30g，苦参30g，石决明30g，桑枝30g，白菊花30g，苍术30g。

用法：上药打为粗渣，用纱布袋将药渣装起来，加水3000mL，水烧开后，继续煮10分钟即可，待药液温度适宜时浸洗患处局部或淋浴全身。

功效：清热利湿，解毒止痒。

应用：适用于糖尿病引起的皮肤瘙痒、细菌性皮肤病。

（2）玉肤散

方药：绿豆 250g，滑石 6g，防风 6g，黄芩 10g，白芷 6g，白附子 6g。

用法：将上药共研为细末，每日取 10g，加开水 100mL 冲匀，待温度适宜后洗浴局部皮肤。

功效：祛风清热，调和营卫。

应用：适用于糖尿病皮肤瘙痒，溢脂性皮炎及皮肤粗糙皲裂等。

（3）防风汤

方药：防风 60g，牡丹皮 60g，益母草 60g，荆芥穗 60g，白鲜皮 60g。

用法：将上药捣碎过筛备用。每次用 60g，加水 3000mL，煎煮 20 分钟后，去渣。待药液温度适宜时浸洗患处局部或淋浴全身。

功效：清热凉血，祛风止痒。

应用：本方对糖尿病并发的皮肤瘙痒具有良好疗效。

足疗

足部被喻为人体的"第二心脏"，五脏六腑在足部都有相应的投射区。因此足部是人体健康的晴雨表，能够准确地反映人体的健康状况。足疗是在中医理论指导下，集诊断、治疗与保健为一体的自然疗法。广义的足疗包括足浴和足部按摩两部分，具体可以分为热水足浴法、足部按摩法和中药足疗法。

（1）热水足浴法　热水足浴法是最基础、最简单的足疗方法。有的人说，热水足浴就是热水泡脚呗，我们大多都有热水泡脚、洗脚的习惯，所以大家都会，不用讲。殊不知泡脚、洗脚也有讲究。许多人并不知道如何通过正确的洗脚方式来达到保健身体的目的。首先，热水足浴最重要的一步是调整合适的水温。糖尿病患者皮肤免疫力较差，且末梢循环不良，有一大部分人的皮肤对针刺和冷热温度感觉不灵敏，甚至感觉不出冷热，因此过高的水温容易造成烫伤。一般来说，水温应控制在40℃～50℃。调好了水温，然后再选择适当的水量。许多人泡脚为了节省用水，只让水没过足背，其实这样的水量很难达到保健的效果。正确的做法是水量以淹没踝部为好。最后要说的是，足浴的时间要控制在5～10分钟之间。时间过短保健效果不佳，时间过长会导致患者出汗多或产生疲怠感，甚至头晕。泡脚可以使局部血管扩张、末梢神经兴奋、血液循环加速、新陈代谢增强，从而改善糖尿病患者的日常生活质量。另外，足浴配合足部按摩，可达到事半功倍的效果。

（2）足部按摩法　通俗的说，足部按摩就是人们常说的"捏脚"。由于足底局部与人体的脏腑相对应，因此当脏腑功能受到损害时，在足底相对应的区域就会出现阳性反应点，如压痛点，如果刺激该压痛点，就能够反射性地调节脏腑的功能，从而达到治疗疾病的目的。一般说来，可以在足浴的同时，用双手缓慢、连贯地揉按双脚。可先揉按脚背，然后揉按脚心，直至局部发热为止。也可以采用拇指按压法按摩足底。

（3）中药足疗法　就是把中药泡洗应用于足局部的一种外治方法。此法非常适用于糖尿病并发周围神经病变及糖尿病足的患者。临床上往往根据患者的具体情况，辨证加减药物，大多是活血化瘀、散寒止痛、清热解毒之品。一般可选用乳香、没药、丹参、红花、川芎、金银花、黄柏、苦参、防风、鸡血藤等药物对糖尿病患者进行中药足疗。中药足浴的时间以15分钟左右为宜。足疗完毕后，应洗净患处，拭干。需要注意的是，在进行足浴时，由于足部及下肢血管扩张，血容量增加，可能会引起头部急性缺血，出现头晕、眼花，故有身体过度虚弱，或有出血倾向的患者，不宜足浴。患有心脏病及身体虚弱者，足部按摩时间不宜过长，一般不超过10分钟。另外，在做足部按摩时不宜进食，否则会加重胃的负担，可能会造成恶心、呕吐。

音乐疗法

音乐疗法是目前备受推崇的一种自然疗法，常常应用于临床各种疾病的辅助治疗之中。某些音乐，由于其节拍与旋律的特殊性，能够对血压、心跳及体温的异常产生一定的调节作用，即通过调节人体大脑皮层的生理功能，产生镇静、镇痛、降压、安定等功效，从而起到防治疾病的保健作用。糖尿病是一种慢性疾病，患者长期处于饮食控制的状态，每天还要定时使用降糖药，久而久之，易造成心理负担，产生焦虑、抑郁等不良情绪。这类人适合听一些旋律较慢、舒缓优美的音乐，这类乐曲能够让人心情舒畅，全身放松，能够缓解焦虑、抑郁、烦躁的情绪，增强生活积极性，有益于糖尿病患者身心健康。例如我国古典名曲《渔舟唱晚》《春江花月夜》，以及《茉莉花》《南泥湾》《牧歌》等具有民族特色的歌曲都是非常适合糖尿病患者欣赏的。长期坚持听音乐，对整个身体的健康大有裨益。

气功

气功的方式有动、静之分，动功偏于运动疗法，静功偏于心神疗法，都强调自然、放松。动、静功结合，通过调整姿势、呼吸及精神，循序渐进，可达到调和气血、疏通经络、平衡阴阳、增强体质、调整脏腑功能的作用，能提高人体的防病抗病能力。

　　糖尿病患者一般体质较弱，又多为中老年人。练功时，应以静功为主。通过气功的调整呼吸和静心意守，可改善内外呼吸的交换能力，调整自主神经功能，改善微循环，提高免疫力，起到很好的保健作用。静功如内养功简便易行，无副作用，建议糖尿病患者多多练习。

　　气功治疗糖尿病，应该注意以下几点：

　　（1）糖尿病一般都采用药物治疗，在加用或改用气功疗法的初期，不宜将药物全部撤掉，应随练功水平的提高，并根据血糖的水平，逐渐减量乃至停用药物而以气功治疗为主。

　　（2）糖尿病病情好转后，仍要坚持气功疗法。不过每日练功次数和时间可以适当减少。这样不但可以巩固疗效，还可以强身健体，益寿延年。

　　（3）糖尿病患者多数体质较弱，且多为中老年人。练功时，应以内养功为主。这样既可增加气的化生，又能减少气的消耗，有利静养正气，扶正祛邪。切勿热衷于内气外发功，否则耗精伤气，于病无益。

三、糖尿病并发症的防治

怎样预防糖尿病性心肌梗死

　　（1）积极治疗糖尿病，控制血压，降低血脂，维持血糖、血压和血脂在正常范围。

（2）控制危险因素：控制肥胖，减轻体重，避免过度劳累，避免过度饮酒，避免情绪的大起大落等。

（3）改善生活习惯：包括戒烟限酒、饮食有节、膳食平衡、少盐少油、坚持科学运动、放松身心、保持心情舒畅、不熬夜、注意寒温适宜等。

如何预防糖尿病心肌病

糖尿病心肌病的预防重点在于控制糖尿病的发展和血糖的基本稳定。适量的体育运动不仅可以增强血液循环，改善微循环功能，保护血管内膜，而且可以改善细胞膜功能，有利于维持血糖的稳定。应定期检查心肌抗核抗体，以排除自身免疫反应。一旦发现自身免疫心肌病应早期采取措施，防止对心肌的继续损害。同时，防止感染，避免罹患感染性心肌病。如果有感染迹象，应及时进行抗感染治疗。

糖尿病性脑血管病的诱发因素有哪些

糖尿病性脑血管病的发病特点多呈急性、突发性，但其病理过程则大多是缓慢的。在这个病理变化过程中，出血性脑卒中往往有诱因存在，诱发因素会促使它突然升级而发病，起病往往比较突然。出血性脑血管病的诱发因素很多，常见的有情绪不畅、用力过猛、体位突然变化、用脑过度、气候突变、服降压药不当、大便干结、过度劳累、暴饮暴食、饮酒过量等。可以看出，这些诱因几乎都与血压的波动和动脉硬化有关。而缺血性脑卒中常无明显诱因，多在安静状态下发病。需要提醒糖尿病患者注意的是，伴有糖尿病性冠心病、糖尿病性高脂血症、糖尿病性高血压等的患者更容易发生糖尿病性脑血管病。所以，一旦你戴上了糖尿病的帽子，就必须采取行之有效的防范措施，良好控制血压、血糖和血脂，以预防糖尿病性脑血管病的发生。

如何防治糖尿病并发脑血管病

预防糖尿病脑血管病是一个系统工程，要全方位调理，不能顾此失彼。只有这样，才能减少脑血管病的发生。以下几个方面是不可或缺的：

（1）中医的辨证调理可以降糖降脂、改善代谢、保护血管，正确的中医调理应作为防治脑卒中的首选措施。

（2）积极改善生活方式，采用低脂肪、低胆固醇饮食，多饮水，多吃蔬菜，保持大便通畅，戒烟限酒。

（3）坚持经常性的科学运动，以改善胰岛素抵抗的状态和促进糖代谢，控制体重，避免超重及肥胖。

（4）注意保持情绪稳定及良好的心态，尤其要注意不论遇到什么样的事情都不要情绪过激。

（5）积极进行调脂、降黏、抗血小板聚集、改善脑供血等治疗，控制各种心血管危险因素（如高血压、血脂异常、高血糖等），使之达标。如小剂量阿司匹林和活血化瘀的中药能降低血黏度，可作为一级预防措施用于有大血管疾病危险的糖尿病患者。对于合并高血脂的患者，他汀类药物不仅可以降低胆固醇，还对血管具有保护作用。

尤其要注意的是，并不是采取了积极的预防措施就绝对不会发生脑卒中了。一旦发生脑卒中，应按照就近医疗的原则，尽早送往最近的医院，力求尽快得到确诊和救治。

糖尿病性脑血管病患者在恢复期应注意什么问题

糖尿病性脑血管病患者在恢复期要积极进行康复治疗。选择在家康复的患者需在亲友的帮助下进行。应给予患者充分的同情、关心、爱护，帮助患者调节生活，改善心理状况，创造适宜的环境，尽量避免肢体功能退步，尤其要防止卧床不起。在康复过程中应注意：

（1）在疾病逐渐恢复中要注意安全，必须有人陪伴左右，以免发生意外损伤。

（2）在进行病侧肢体康复运动的过程中，也要同时加强正常肢体及躯干的活动，这样既可以使残肢功能得以代偿，又有助于病侧肢体的功能恢复。

（3）严格掌握康复训练的实施标准，预防废用综合征，防止肩发僵、肢体挛缩畸形等后遗症。

（4）要给患者装配手杖。

（5）在日常生活功能训练时，要让患者练习使用辅助装置及简单工具。

（6）康复时要按神经系统疾患的康复原则进行锻炼，但运动量开始要小，不应操之过急或多次重复，以恰到好处为宜。

糖尿病性脑血管病患者怎样进行自我用脑锻炼

糖尿病患者一旦并发脑血管病，无论是在感觉、知觉、记忆、想象、思维等方面，都可能存在不同程度的障碍，有的患者甚至没有记忆，丧失了正常人的生活能力。因此，在康复锻炼的过程中，加强自我用脑锻炼是非常重要的。

　　人的脑细胞功能各异，有的接受感觉刺激，有的管理运动，有的控制语言，不同的活动由相应的脑细胞调节。我们知道，人们如果每日工作和学习的内容不同，可以使脑细胞的兴奋与抑制交替，既可以减轻疲劳，又可以提高工作效率。因此，建议患者交替性地进行学习、阅读和回忆，不断地更换学习内容和方法，去感知目前所进行的事情，或回忆既往感知的事物，甚至可以想象过去未感知过的事物，从而使一部分脑细胞兴奋一段时间后，转入抑制状态，让另一部分被抑制的细胞兴奋起来，交替用脑。这样既可锻炼思维能力，又不易产生疲劳，还可以提高学习效果，给患者增加信心，可以事半功倍地达到自我用脑锻炼的目的。

　　还要注意的是，糖尿病性脑血管病患者几乎都有程度不等的记忆障碍。若要增强患者的记忆，家属和亲友还必须注重对患者注意力的培养。一定要学会"没事找事"，不时给大脑找点儿活干干。我们可以根据患者的兴趣帮助其确定出明确的学习任务和完成任务的目标，使之把注意力集中在某件事或某一学习内容上，这样经常不断地刺激其负责管理"注意"的神经细胞，使之不断产生兴奋，就可以不断提高患者的注意力，增强记忆功能。

　　一旦患者掌握了上述大脑训练方法，并初见成效，就会激发起他们的兴趣，充满信心地坚持用脑锻炼。强烈的兴趣能激发他们阅读与自己疾病有关的书籍。这种改变思维内容、加强注意力、激发兴趣等的用脑锻炼，不仅可以让患者在开心愉悦的同时树立战胜疾病的信心，而且对其脑组织功能的恢复，以及预防血管性痴呆，都是非常有益的。

糖尿病性脑血管病患者怎样进行语言训练

语言障碍是糖尿病性脑血管病的后遗症之一，失去了语言表达能力，给患者心理和精神上带来痛苦，容易产生不良情绪而影响疾病的康复。要知道，语言功能的恢复除了随脑血管病的恢复而改善外，还可以依靠语言训练来帮助其康复。其效果往往取决于语言障碍的程度与失语的类型。一般情况下，运动性失语症容易恢复，感觉性和命名性失语则较难恢复。

训练必须从发音开始，先练习简单对话，再练习唱一些自己熟悉的歌曲，然后逐步增加词汇量和语言范围。训练患者说出日常生活用语、物品及熟悉的器官等，例如吃饭、睡觉、洗脸、桌、椅、眼睛、耳朵、鼻子等。患者能够发音后，要鼓励患者自己经常练习，并主动与别人说话以锻炼说话能力，不要怕别人笑话。

当患者恢复了一定的语言能力，可以采取连接性训练和复述性训练进一步提高这种能力。连接性训练是让患者听前半句话，再说出后半句话。复述性训练是让患者重复别人说过的单词、词汇或句子，由短到长，由简单到复杂。训练患者读出卡片上的文字，锻炼读、写能力。

临床上还常采用听语指图或指字训练，令患者执行口令，指出有关口令的图片或文字，并令其发音和解释，以提高其语言能力。

要明白，语言功能的训练是一个艰难而复杂的过程，需要有耐心和毅力，反复训练，持之以恒，语言能力便可得到康复。

糖尿病患者如何预防下肢病变

糖尿病下肢病变是完全可以预防的。除了需要严格控制血糖、血脂、血黏度，改善下肢血液循环以外，患者还须加强足部护理，具体内容包括：

（1）每日检查足部 每日仔细检查双脚，特别是要注意足趾缝间，注意是否有胼胝、鸡眼，若发现局部皮肤红肿、擦伤、水疱、皮裂、磨破、足癣、甲沟炎等，应及时去看医生。当发现足部出现感染、发生溃疡时，一定要及时治疗，必要时应住院诊治。要提醒大家的是，要到正规的专科医院或综合性医院的专病科室进行规范化的诊断和治疗，切勿贪图一时之便而延误了病情。

（2）每晚热水泡脚，保持足部卫生 要坚持每晚用温水泡脚，泡脚前先要试水温，水温40℃左右为宜，太热容易烫伤皮肤，太凉又不利于血液循环。泡脚时间不要太长，以10分钟为宜，洗完脚后用柔软、吸水性好的干毛巾擦拭干净（要特别注意脚趾缝是否擦干），如果毛巾质硬粗糙或者用力过重，均易造成足部皮肤不易察觉的损伤。

（3）保持皮肤润滑 糖尿病患者由于自主神经病变、出汗减少，足部皮肤干燥，特别是足跟部，容易出现皲裂，并可进一步形成溃疡，继发感染。出现这种情况时可每日涂抹羊脂或植物油类润肤霜，并反复轻柔地按摩皮肤。如为汗脚，出汗过多易致真菌感染，可用医用酒精擦拭足趾缝间，洗脚时可在洗脚水中加少许食醋，因为酸性环境不利于真菌生长。

（4）修除胼胝、鸡眼 胼胝，也就是我们平时说的"老茧"，是导致足部溃疡的重要隐患，应及时修除。胼胝的修除应在医生指导下进行，以免损伤正常组织。修除胼胝时，先用温水洗脚使之软化，然后用木砂纸磨去角化层，最好不要用锐器去削割。修除胼胝应循序渐进，每日一点点地修除，每次修除后的表面除以润滑剂。鸡眼应请专科医生治疗，患者不要自行用鸡眼膏或有腐蚀性的药物处理，以免发生皮肤溃疡，更不要购买街头地摊的偏方治疗。对足底的胼胝、鸡眼进行修除时，应注意无菌操作，如果修除时出现疼痛或出血，提示伤及正常组织，应立即到医院去处理。

（5）修剪趾甲　趾甲过长易折裂而伤及甲周组织。剪趾甲方法不当也易伤及甲周组织而出现感染。修剪趾甲应在洗脚后进行，此时趾甲软化可避免趾甲劈裂。使用指甲刀应横向直剪，不要斜剪，以免伤及甲沟；切勿将脚趾甲剪得太短，以免损伤甲沟造成继发感染，一般剪到与趾尖同一水平即可。因糖尿病患者往往感觉功能减退，修剪趾甲之前一定要检查剪刀两刀之间是否夹住了皮肤，以免伤及皮肤造成感染。

（6）选择合适的鞋袜　最好选择透气性好、吸水性好的纯羊毛或纯棉织品袜子，不宜穿尼龙丝袜。袜子应合脚，袜口不能太紧，以免影响足部血液循环；有破损的袜子不要修补后再穿。要勤换洗袜子和鞋垫。鞋子应宽松、透气、合脚，应选择真皮皮鞋或透气性好的棉质布鞋，不宜穿塑料鞋。不能穿高跟鞋以及鞋头过尖或过紧的鞋，以免挤压脚趾。足部有畸形时要穿特别定制的矫形鞋，以免挤压畸形部位。鞋帮、鞋垫要软，鞋底要厚。另外，购鞋最好选择在中午去，因为此时脚的大小比较适中。穿新鞋时应逐渐适应，开始时间不要过长，尤其是第一天穿新鞋，不仅时间不宜长，而且要随时注意观察穿新鞋后足部皮肤是否有因挤压摩擦而出现的红、肿、水疱等改变。

（7）预防外伤、烫伤和冻伤　糖尿病患者由于感觉神经受损，常常导致足部感觉减退甚至消失，容易在不知不觉中受到创伤。因此糖尿病患者严禁赤脚走路，即便是在室内或地毯上走路也应穿拖鞋。平时最好不穿凉鞋，因为凉鞋不能给脚一个很好的保护。每次穿鞋时要注意检查鞋内是否有沙粒、异物及突起。禁用热水袋、电热毯、火炉和理疗仪给足部取暖，以免因感觉迟钝而被烫伤。冬天应注意预防冻伤，可多穿一双袜子，睡觉时若脚发凉，不妨穿个护脚套。

（8）注意变化体位，增加下肢运动　经常活动下肢，经常变换体位，有利于改善下肢的血液循环，尤其是在坐着工作、看电视等的时候，要尽量避免长时间两腿交叉而坐，以免压迫下肢血管，影响下肢的血液循环。经常抬高下肢，按摩足部，以促进静脉回流及局部血液循环。长期卧床的糖尿病患者，足后跟长期与床接触受压，易因血液循环障碍而出现溃疡。应注意变换足部位置，也可加用柔软的足垫保护。为改善下肢血液循环，可以增加步行运动和腿部活动，但不宜过劳，注意避免外伤。

（9）禁止吸烟　吸烟可造成人体各个组织系统包括血管系统的损害。吸烟可致血管收缩，导致下肢血流减少。吸烟的糖尿病患者发生下肢血管病变的危险是非吸烟者的 2 倍。因此，糖尿病患者要远离香烟，已出现糖尿病足的患者更应该戒烟。

糖尿病下肢血管病的预后如何

糖尿病患者若是仅有轻度的血管狭窄，血液循环正常或轻度缺血，则下肢、足部的感染比较容易恢复，预后还是比较好的；若发生中等度的血管狭窄，就可能在并发感染的基础上发生坏疽；若出现严重的缺血与感染，则可导致患肢不可逆的损害。如果并发神经性病变致痛觉障碍而延误治疗者，就更容易发生感染性坏疽，严重者还可出现败血症。到了这种程度，其预后是严重的，保留患肢的可能性往往就很小了。糖尿病患者因足坏疽而施行截肢手术者约占 10%。所以，一旦患者出现间歇性跛行或休息时下肢疼痛的状况，一定及早就医，避免出现严重后果。当然，更重要的还是一定要把血糖控制在正常范围。

糖尿病肾病患者饮食有哪些特殊之处

糖尿病肾病分为五期，各期临床表现各异，饮食治疗亦需依各期特点而区别对待，这样才能做到有的放矢。

（1）糖尿病肾病第一、二期的饮食　除遵守糖尿病的饮食原则外，没有特别限制，但应以低蛋白、低胆固醇及不饱和脂肪酸饮食为主。

（2）糖尿病肾病第三期的饮食

①碳水化合物占总热量的 50%，忌用蜂蜜、白糖、红糖等甜食，可用甜叶菊、木糖醇等替代。

②蛋白质每日的理想摄入量为每公斤体重 0.8 ～ 1.0g，应选用含多种必需氨基酸和低胆固醇的动物蛋白（如鸡蛋、牛奶、瘦肉、鱼等），避免食用动物内脏、蛋黄、鱼子等。

③可用脂肪补足其余 30% 的热量，应选择不饱和脂肪酸作为烹调用油，如菜油、玉米油、豆油、芝麻油、花生油等，避免使用猪油、牛油等。

（3）糖尿病肾病第四期的饮食

①碳水化合物及脂肪供应同第三期。

②蛋白质每日的理想摄入量为每公斤体重 0.8g，对于含蛋白质较多的食品，应谨慎摄入。

③有明显浮肿和（或）伴高血压时，应限制食盐的摄入，一般控制在每日 2 ～ 3g，当每日尿量不足 500mL 时更应严格控制钠盐。还应适当限制水分的摄入。

（4）糖尿病肾病第五期的饮食

①饮食要清淡易消化，国外有学者建议一周内连续 6 天低蛋白饮食，每日理想的蛋白摄入量为每公斤体重 0.6 ～ 0.7g，第 7 天可自由选择饮食，以利减少氮质潴留，并纠正低蛋白血症。

②有水肿或高血压者宜少用盐并限制水分摄入。

③有高血钾症或每日尿量少于 1000mL 者，应选用每 100g 含钾 100mg 以下的食物（如蛋类、猪血、面筋、藕粉、凉粉、粉皮、菱角、菜瓜等），而不用含钾较高的食物（如各种肉类、内脏、海产品、花生、豆类、土豆、油菜、菠菜、水芹、花菜、海带、蘑菇、大枣和柿饼等）。

糖尿病肾病患者锻炼时应掌握哪些原则

糖尿病肾病患者一般不宜参加剧烈运动。这是因为糖尿病肾病患者对运动的耐受力减低，在运动时肾血流量减少，毛细血管对蛋白质的通透性增加，尿蛋白增多，故运动不当往往会加重病情。病情较轻的糖尿病肾病患者需要运动时，最大心率应限制在正常人运动时最大心率的 80%。一般认为，正常人运动时的最大心率应该是 170- 年龄，那么，轻度糖尿病肾病患者运动时的每分钟最大心率应该是（170-年龄）×80%。运动方式也要以轻体力运动为主，如散步、广播操、气功等。有肾衰竭者，一般应卧床休息，少运动。

糖尿病肾病并发高血压患者应注意什么

（1）限制钠盐的摄入：减少钠的摄入往往会有明显的降压效果，因为机体内钠的含量减少就意味着水的含量减少，如果血管内血液总量减少，那么对血管系统的压力就减轻。钠是食盐中的主要成分，另外在防腐剂和调味品里面也含有钠，但它们吃起来并没有咸味。可以参考以下方法来减少钠的摄入：①加盐之前亲口尝一下饭菜的咸淡程度；②在放盐之前先加胡椒粉和其他一些调味品；③使用市场上卖的无盐佐料，而且每次要少用；④选择无盐或低盐食品；⑤多食用天然食品。

（2）戒烟戒酒。

（3）不情绪过激。

（4）避免劳累和过度用力。

糖尿病勃起功能障碍者生活上应注意什么

要做到"饮食有节"，不可嗜酒、过食肥甘，以免湿热内生，加重糖尿病的病情。平素应适当进食新鲜果蔬，尤其是对本病有益的诸如枸杞子、韭菜等，以及适量高蛋白饮食等。

心理上要解除各种顾虑，避免产生恐惧感，树立起性交成功的信心。

要坚持"起居有常"，增加户外活动，保持精神愉悦，情绪开朗，加强体育锻炼，增强体质，以助本病的康复。

每天坚持用拇指或中指按揉关元和中极穴 2 ~ 3 次，每次 5 到 10 分钟。

糖尿病胃轻瘫如何选择中成药治疗

（1）以恶心、呕吐为主，舌苔厚腻者，可选用具有芳香和胃降逆作用的藿香正气丸（软胶囊 / 滴丸）。

（2）以胃痛胃胀为主，并伴有胁肋胀痛或明显因为生气而引起的胃胀痛者，可选用具有疏肝理气作用的气滞胃痛冲剂（无糖型）。

（3）胃胀满、饮食停滞、呕吐宿食者，可选用具有健胃消食、消导和中作用的加味保和丸。

（4）食欲不振，胃胀恶心或呕吐，畏寒凉饮食者，可选用具有健脾养胃作用的香砂养胃丸。

糖尿病腹泻如何选用中成药治疗

（1）五更泄泻，或兼有畏寒者，中医辨证属于肾阳虚泄泻，可选用四神丸，每次 9g，2 次 / 日。

（2）饮食寒凉即泻，或兼有四肢不温者，中医辨证属于脾阳虚泄泻，可选用附子理中丸，每次 9g，2 次 / 日。

（3）腹泻腹胀，食欲不振，四肢乏力，或兼有口干气短者，中医辨证属于脾虚泄泻，可选用参苓白术丸，每次 6 克，2 次 / 日。

糖尿病并发高血压如何选择中成药

凡表现为头晕目眩，头胀头痛，颜面潮红，烘热汗出，性急易怒，咽干口渴，心烦失眠，多梦，舌红，舌苔薄黄，脉弦大而长者，中医辨证属于肝阳上亢者，可选用天麻钩藤颗粒，每次 6 克，每日 2 次。

凡表现为头晕头痛，咽干口苦，面红目赤，心烦失眠，性急易怒，心胸烦闷，胸胁胀痛，小便黄赤，大便偏干，舌红，舌苔薄黄，脉弦数者，中医辨证属于肝火上炎证，可选用牛黄降压丸，每次 6g，每日 2 次。

凡表现为头晕头重，视物旋转，胸闷作恶，呕吐痰涎，苔白腻，脉弦滑者，中医辨证属于风痰扰动证，可选用眩晕宁冲剂，每次 6g，每日 2 次。

糖尿病并发高血压患者生活中需要注意什么

（1）减肥　因肥胖与胰岛素抵抗、血脂异常之间关系密切，减肥可以提高胰岛素的敏感性。血糖下降，血脂也可得到相应改善，有利于控制高血压。

（2）限盐　高钠饮食可诱发加重高血压，因此应适当限制钠盐的摄入（2～4g/日）。

（3）戒烟酒　吸烟、饮酒是高血压冠心病的主要危险因素，应戒除烟酒。

（4）锻炼　适当运动可减轻体重，增加周围组织对葡萄糖的利用，改善血糖。

（5）调整饮食结构　减少动物脂肪的摄入，多吃蔬菜以补钾，多食含钙丰富的食物。

（6）心理调理　要结合患者体质和性格特点，总的要求是缓解心理压力，避免情绪波动，保持乐观的生活态度和良好的心态。应注意保持充足睡眠，努力做到起居有节。

此外，每晚可按摩双足涌泉穴、太冲穴，用吴茱萸、川芎、牛膝、菊花煎汤浴足等简单方法均有辅助降压作用。

糖尿病眼病患者运动有哪些讲究

糖尿病眼病都不同程度地损害患者的视力，影响其生活，因此运动时更应格外小心，必须注意以下几点：

（1）切忌剧烈运动，因为剧烈运动可使血压升高，眼压也随之上升，增加玻璃体、视网膜出血的危险性。

（2）避免力量型运动，如举重、俯卧撑、仰卧起坐等。因为运动时胸腹部肌肉持续收缩，静脉回流受阻，有致眼静脉压上升、出现眼压突然增高的危险。

（3）避免对抗性和节奏过快的活动，如篮球、羽毛球、骑马等，以免频繁碰撞受伤。可选择身体移动相对较小、运动节律相对较缓的活动方式，如气功、太极拳、健身操等。

补钙可以治疗糖尿病性骨质疏松症吗

从理论上讲补钙是可以治疗骨质疏松的。因为糖尿病性骨质疏松与大量的钙、磷等矿物质与葡萄糖一起从尿中流失有关，也与糖尿病患者在控制饮食时不注意补钙有关，所以补钙是治疗骨质疏松的重要环节。

但是糖尿病并发骨质疏松并不仅仅是因为缺钙，也与以下因素有关：

（1）糖尿病患者的体内都绝对或相对地缺乏胰岛素，导致成骨细胞的功能减弱、骨胶原蛋白的合成不足，使骨基质减少。

（2）若糖尿病患者并发肾功能损害，使其体内活性维生素D

的合成减少而影响肠道对钙的吸收。

（3）若并发性腺功能减退，因性激素（如雌激素、睾酮等）的缺乏又加重其骨质疏松。

所以，单纯补钙并不能完全解决糖尿病性骨质疏松的问题，而控制血糖依然是关键中的关键。要在控制血糖的基础上补钙，而且补钙并不是只靠吃钙剂或高钙食物，更重要的是要多晒太阳以增加维生素 D 的合成以促进钙的吸收，适当运动以增加胰岛素受体的敏感性让胰岛素更好地发挥作用以改善代谢，否则，即使摄入了大量的钙，若是不能被吸收利用，也是徒劳无功。

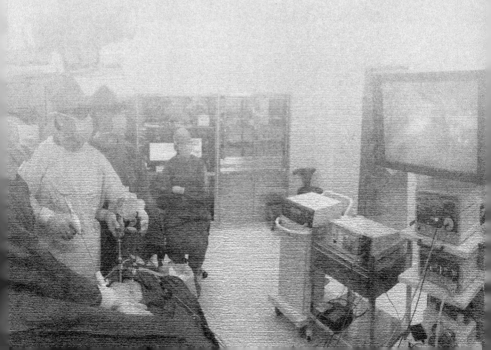

第三场景 药店

——糖尿病患者如何选择中药

单味中草药中含有多种有效成分。现代药理研究表明：有多味中草药有降糖功效，可以用于防治糖尿病，包括人参、黄芪、白术、苍术、茯苓、葛根、桑白皮、玄参、仙灵脾、黄精、山药、生地黄、熟地黄、山萸肉、灵芝、枸杞子、丹参、田三七、黄连、麦冬、知母、天花粉、丹皮、玉竹、石斛、乌梅、泽泻、五味子、地骨皮、桑椹、玉米须、菟丝子、仙鹤草、麦芽、桔梗、冬桑叶等。

中成药是以中草药为原料，按一定的治疗原则配方制成的各种不同剂型的中药制品，包括丸剂、散剂、冲剂、酒剂、酊剂、膏剂各种剂型。是我国历代医药学家经过千百年医疗实践创造、总结的有效方剂的精华。中成药现成可用，存贮方便，与中药饮片相比，可省却煎煮中药的麻烦，而且方便携带，对于工作繁忙、需要经常出差的人群不失为很好的选择。而且因其特殊的制作工艺，在服用时没有特别的气味，服用量也相对小，大众接受度较高。

一、具有防治糖尿病作用的中草药

人参

人参味甘、微苦，生品性平，熟品性温，主入脾、肺经。可大补元气，健脾补肺，益气养阴。《神农本草经》将人参列为上品，说人参"主补五脏，安精神，定魂魄，止惊悸，除邪气，明目，开心，益智，久服轻身延年"。

人参提取物、人参皂苷、人参多糖、人参多肽、人参茎叶多糖、人参非皂苷部分均有降血糖作用，而且人参对糖代谢有双向调节作用，既能使葡萄糖性的高血糖症的血糖降低，又可使胰岛素引起的低血糖症的血糖升高。是防治糖尿病的常用中药。

用量：每天 3 ～ 9g。

用法：

（1）炖服　将人参切薄片，每次 3 ～ 5g，放入炖盅内，加水 250mL，隔水炖 4 小时后服用，每日 1 次。

（2）嚼服　将 2 ～ 3 片人参放入口中慢嚼。

（3）磨粉　将人参磨成细粉吞服，每次 1 ～ 1.5g，每天 2 次。

（4）泡饮　将人参切薄片，沸水冲泡后饮用；或与枸杞子、冬虫夏草等一同泡饮。

注意：

人参不可滥用。人参虽然可以调节血糖，但一定要用得对症。人参是一种补气药，如没有气虚的病证而随便服用，是不适宜的。一般说来，不管在糖尿病的哪个时期，只要表现为畏热心烦、口渴多饮的实证、热证，并无虚弱现象，则忌服人参，否则就是火上浇油。千万不要以为人参是一种万能补品，又有降糖作用，吃了对糖尿病患者总有好处。另外，一定要注意季节变化，一般来说：秋冬季节天气凉爽，进食比较好；而夏季天气炎热，则不宜食用。

枸杞子

枸杞子味甘性平，有滋补肝肾、益精明目的作用。常用来治疗肝肾精血不足引起的腰膝酸软、头晕耳鸣、失眠健忘、遗精不孕、视力减退、下肢无力等病证。现代研究显示，枸杞子具有免疫调节、降血糖、降血脂、延缓衰老、抗疲劳等作用。枸杞子提取物可促进实验动物糖尿病血糖持久下降，对糖尿病患者的血脂升高、视力不佳也有改善作用，对糖尿病和糖尿病并发的高血压、眼底病变、性功能障碍等均有显著的预防作用和治疗效果。

用量：每天 5 ～ 10g。

用法：

（1）嚼服　把枸杞洗净直接嚼服。

（2）泡水　将枸杞洗净放入杯中，沸水冲泡 5 分钟后饮用，饮毕可将枸杞果肉一并嚼服。亦可根据中医辨证与黄芪、黄精、麦冬、石斛、冬虫夏草等配伍冲泡饮用。

（3）其他　配伍其他药膳食材煲粥、炖汤或做成药膳食用。

注意：外感发热、消化不良、易腹泻者不宜用。

山药

山药味甘，性平，入肺、脾、肾经。有健脾养胃、补肺益气、补肾填精、止泻利湿之功效，既是滋补食品，又可入药，是临床防治糖尿病的常用药物。实验研究发现山药具有增加胰岛素分泌、改善受损的胰岛 B 细胞功能、降血糖等作用。

用法：可配伍薏苡仁、莲子、芡实、枸杞子、百合、粳米、小米等煮粥食用。

注意：

肚腹满闷、胀痛，大便秘结或排便不爽等湿盛中满或有实邪、积滞者禁服。

煮粥时宜少用大米，多添加高粱米、荞麦等粗粮，以增加纤维素含量。

茯苓

茯苓味甘、淡，性平，入心、脾、肺经。有渗湿利水、益脾和胃、宁心安神的功效。凡五脏六腑、身体各部出现水湿停留的证候，都可以用茯苓治疗；此外，茯苓有宁心安神的作用，可用于治疗心脾两虚、心神不宁、失眠健忘之证。茯苓中所含茯苓多糖能增强机体免疫功能。在糖尿病治疗方面，茯苓不仅通过其健脾、利湿和增强机体免疫功能等作用而具有较好的调节血糖的临床效果，而且实验研究也证明茯苓的水提物及醇提物对糖尿病动物模型具有降血糖的作用。

用量：每次 5 ～ 15g。

用法：

（1）茯苓饼　茯苓研磨成茯苓粉，与面粉按照 1:4 的用量加水揉成面团，还可再加入人参粉少许，食盐调味，做成小饼子，烙熟。每天适当食用 1～2 个。

（2）茯苓薏米山药粥 茯苓 15g，薏米 30g，粳米 100g，生山药适量。先煮茯苓 30 分钟，滤去渣，把粳米、薏米、山药加入茯苓水中熬煮成粥即可食用。每天一次。

注意：

茯苓渗湿利尿，其性偏燥，对于阴虚内热、津伤口干者不宜单独服用。

黄芪

黄芪味甘，性微温，入肺、脾经。有补中益气、利水消肿之功。可用于治疗气虚乏力，食少便溏，久泻脱肛，便血崩漏，表虚自汗，痈疽难溃，久溃不敛，血虚萎黄，内热消渴等病证。在糖尿病治疗方面，黄芪具有增加胰岛素敏感性和降低血糖的作用。对晚期糖尿病肾病患者亦有降尿蛋白作用。

用量：每次 10～30g。

用法：

（1）茶饮 黄芪是补气的佳品，糖尿病患者伴有倦怠乏力、少气懒言、动则汗出等症状者，可以每次用黄芪 10g，沸水冲泡当茶饮。

（2）炖服 黄芪 10～20g，生山药 500g，排骨（猪、牛、羊排骨均可）250g，加水、盐等调料适量，炖熟服用。

注意：

黄芪性温补气，对于发热、热毒疮痈等热性病患者及阳气旺盛者不宜用。

薏苡仁

薏苡仁味甘、淡，性微寒。富含淀粉及人体所需的多种氨基酸，有健脾、利湿、排脓、舒筋的作用。临床多用于脾虚泄泻、水肿脚气、白带、风湿关节疼痛、肠痈、肺痿等症。要注意的是薏苡仁生用利湿、排脓、舒筋，炒用健脾。现代研究显示，薏苡仁可起到扩张血管和降低血糖的作用，尤其是对高血压、高血糖有特殊功效。

用量：每次 10～30g。

用法：

（1）煮水　用薏苡仁 30g，加水 500mL，大火煮开后转小火煮 20 分钟，取汁饮用。

（2）煮粥　可将薏苡仁、山药、莲子、芡实等，混合煮粥食用。

注意：

薏苡仁性寒滑利，不适合长期大量食用，对于阳虚滑精及小便多者不宜用。

麦冬

麦冬味甘、微苦，性寒，入肺、胃、心经。有养阴润肺、清心除烦、益胃生津的功效，是补益的上品。对于胃火偏盛、热病伤阴等肺胃液耗病证，麦冬为必用之药。现代研究表明麦冬中含 β-谷甾醇、氨基酸、葡萄糖苷等，能提高免疫功能，提高机体适应能力，抗心律失常，扩张外周血管等。在糖尿病治疗方面，麦冬具有可显著降低 2 型糖尿病患者的血糖，改善胰岛素敏感性，降低周围组织对胰岛素的抵抗作用。

用量：每次 6 ～ 12g。

用法：

（1）泡茶　麦冬味甘，无异味，可单味泡饮。

（2）煎汤　麦冬加入玉竹、天花粉、乌梅等品适量，煎水取汁，每天两次，有助于控制血糖水平。

注意：

麦冬性寒质润，滋阴润燥作用较好，对于外感风寒、咳嗽、腹泻便溏、舌苔白腻、消化不良的患者不宜用。

石斛

石斛味甘、淡、微咸，性凉，入胃、肺、肾经。可滋阴养胃、清热生津、益肾、壮筋骨。既可以清肾中浮火、摄元气，又能除胃中虚热、止烦渴，为清中有补、补中有清之品。因石斛具有养阴清热润燥之功能，故自古以来就是治疗"消渴"的专用药。现代研究证实，石斛不仅可以增强胰岛素活性，清除氧自由基，同时能显著降低血糖水平，控制血糖。

用量：干石斛每次可用 10g，鲜石斛每次可用 30g。

用法：

（1）炖汤　石斛 10g，乌鸡一只，炖汤服用。

（2）榨汁　鲜石斛 15 ～ 30g，切段放入榨汁机，加入清水，榨汁饮用。

（3）泡饮　适量石斛，用沸水冲泡后饮用，可重复冲泡，连渣食用。

注意：

石斛性寒，养阴生津功效佳，对于寒性便溏、苔白厚腻者不宜服用。

玉竹

玉竹味甘性平，质柔而润，是一味养阴生津的良药。可滋养气血、平补肺胃、益阴润燥。常用于肺胃阴伤或燥邪伤肺而致的咳嗽少痰、咽干舌燥、燥热口渴等病证。实验研究表明玉竹对葡萄糖、四氧嘧啶引起的大鼠高血糖有抑制作用。玉竹药性平和，不碍消化，是食疗或药膳的常用药。

用量：每次 6～12g。

用法：

（1）炖汤　玉竹 10g，排骨（猪、牛、羊排均可）250g，炖汤服用。

（2）泡饮　玉竹 5g，用沸水冲泡后饮用，也可加入麦冬、西洋参、乌梅等一起冲泡。

注意：

麦冬质润，生津润燥力强，痰湿气滞、脾虚便溏患者均不宜服用。

黄精

黄精味甘，性平，归脾、肺、肾经。具有养阴润肺、补脾益气、滋肾填精之功。可与其他药物配伍，应用于脾胃虚弱、饮食减少、精神疲倦、四肢懒动、脉虚软无力之证。也可以用于高热病后，胃阴受伤而口干不欲食，食少便干，饮食无味，舌红少苔等病证。现代研究显示，黄精有抗缺氧、抗疲劳、抗衰老作用，能增强免疫功能，增强新陈代谢，有降血糖和强心作用。

用量：每次 5～10g。

用法：黄精是补虚佳品，可煎汤、熬粥、浸酒等。

（1）黄精粥　黄精 30g，粳米 100g。黄精煎水取汁，入粳米煮至粥熟。加冰糖适量吃。

（2）煎汤　黄精与山药、知母、玉竹、麦冬等量，水煎服，可用于治疗糖尿病气阴两虚患者见口渴多饮、体虚乏力等症。若糖尿病日久体虚者可与肉类炖汤服用。

注意：

黄精养阴益气，故对于阴盛、气滞患者慎用。

冬虫夏草

冬虫夏草味甘、性平，具有益肺肾、止咳嗽、补虚损、益精气的作用。可用于治疗肺气虚、肺肾两虚所致咳嗽、气短、盗汗，或肾虚阳痿、腰膝酸疼等。现代研究表明冬虫夏草含有冬虫夏草素、虫草酸、腺苷和多糖等成分，具有降糖、抗癌、调血脂、抗氧化与保护肾功能等作用。

用量：每次 1～3g。

用法：冬虫夏草自古就是名贵中药材之一，是著名的滋补强壮药，常用肉类炖食，有补虚健体之效。

（1）炖服　虫草 1～3 根放入炖盅，加水 250mL，隔水炖 4 小时。饮毕将虫草嚼服。

（2）磨粉　将虫草磨粉，每次服用 1～1.5g，温开水送服，早晚各一次。

（3）炖汤　虫草 3～4 根，鸭子一只，加水适量，隔水炖 4 小时。

注意：虫草性温，阴虚火旺者不宜服用。

二、具有防治糖尿病作用的中成药

传统配方中成药

六味地黄丸

组成：熟地黄、山萸肉、干山药、泽泻、丹皮、白茯苓。

功效：滋阴补肾。

适应证：糖尿病患者出现肾阴不足，精血亏损，腰膝酸软，憔悴羸弱，虚火上炎，发热咳嗽，虚火牙痛，消渴淋漓，头目眩晕，耳鸣耳聋，足跟作痛，遗精盗汗，舌燥喉痛，脉细数或尺脉虚大等症状时，可在合理调节饮食的情况下，加用六味地黄丸来有效改善各种症状。

注意事项：本方为养阴之品，容易滋腻碍胃，凡脾胃气虚见食欲不振、食量少、消化不良、食后腹胀、大便稀溏的患者不宜用。

知柏地黄丸

组成：熟地黄、山茱萸、山药、茯苓、泽泻、丹皮、知母、黄柏。

功效：滋阴降火。

适应证：糖尿病患者见咽干口渴、多饮、头晕眼花、耳鸣、五心烦热、盗汗、尿多、便干、腰膝酸软、失眠健忘、遗精、月经不调、舌红苔黄、脉细数等症。

注意事项：知柏地黄丸是滋阴清热的方剂，如长时间服用会影响脾胃功能，出现腹胀、便溏等症状，不宜久服。脾胃虚弱、食少、腹胀、大便稀溏者亦不宜用。

麦味地黄丸

组成：熟地黄、山茱萸、山药、茯苓、泽泻、丹皮、麦冬、五味子。

功效：滋养肺肾。

适应证：糖尿病患者出现小便频多、腰酸耳鸣、身倦乏力、口干咽燥、干咳无痰、舌质红、苔少、脉沉细数等症。

注意事项：麦味地黄丸是滋阴的方剂，更易碍胃，凡有食少、腹胀、大便稀溏、舌苔厚腻等脾胃虚弱表现的患者不宜服用。

杞菊地黄丸

组成：熟地黄、山茱萸、山药、茯苓、泽泻、丹皮、枸杞、菊花。

功效：滋补肝肾。

适应证：眩晕、耳鸣、双眼昏花、视力减退、视物不清、眼睛干涩、迎风流泪等症。适用于糖尿病、糖尿病并发视网膜病变等而见上述症状者。

注意事项：凡脾胃虚弱、消化不良、大便稀溏者不宜用。

明目地黄丸

组成：熟地黄、山萸肉、山药、泽泻、茯苓、丹皮、菊花、枸杞、白芍、白蒺藜、石决明、当归。

功效：滋肾养阴、平肝明目。

适应证：眩晕、耳鸣、视力减退、视物模糊、夜盲、目涩多泪等症。适用于糖尿病、糖尿病并发视网膜病变、糖尿病高血压等而见上述症状者。

注意事项：素有脾胃虚弱，时见食欲不振、腹胀便溏的患者不宜长期服用。

🦶 桂附地黄丸

组成：熟地黄、山茱萸、山药、茯苓、泽泻、丹皮、肉桂、附子。

功效：阴阳双补。

适应证：糖尿病见饮食少进、泄泻腹胀，或阳痿精寒、下腹疼痛、下半身畏寒、多尿、腰酸腿软、夜尿频多、小便清长等症。

注意事项：干咳无痰，颧红盗汗，舌红苔少，咽干口燥等肺肾阴虚内热见症的糖尿病患者不宜服用。

🦶 石斛夜光丸

组成：天门冬、人参、茯苓、麦冬、熟地黄、生地黄、菟丝子、菊花、草决明、杏仁、干山药、枸杞子、牛膝、五味子、蒺藜、石斛、苁蓉、川芎、炙甘草、枳壳、青葙子、防风、乌犀角、羚羊角、黄连。

功效：益气养阴、滋补肝肾、清肝明目。

适应证：腰膝酸软、口干乏力、头晕目眩、视物模糊、眼见黑花、夜盲等症。适用于糖尿病、糖尿病并发视网膜病变、糖尿病高血压等而见上述症状者。

🦶 逍遥丸

组成：柴胡、白芍、当归、白术、茯苓、炙甘草、薄荷、生姜。

功效：疏肝解郁、健脾养血。

适应证：情志不畅，郁郁寡欢或急躁易怒，两胁胀满或作痛，食欲不振，胃脘不适等。凡糖尿病或糖尿病并发症患者见有上述症状者均可适用。

参苓白术散

组成：人参、茯苓、炒白术、山药、白扁豆、莲子、薏苡仁、砂仁、桔梗、炙甘草。

功效：补脾、益气、渗湿。

适应证：脾虚腹泻、腹胀便溏、食欲不振、气短咳嗽、肢倦乏力等症。尤其适用于糖尿病慢性腹泻者。

注意事项：泄泻兼有大便不畅，肛门有下坠感者忌服。

补中益气丸

组成：炙黄芪、党参、炙甘草、白术、当归、升麻、柴胡、陈皮。

功效：补中益气，升阳举陷。

适应证：脾胃虚弱见体倦乏力、少食懒言、四肢困倦、自汗口渴、不愿活动、动则气短而喘，及因中气不足而出现久泻、脱肛等症。凡糖尿病及糖尿病并发症患者见有上述症状者均可使用。

注意事项：恶寒发热表证者、暴饮暴食见脘腹胀满者、高血压患者不宜服用。

现代中成药

降糖舒

组成：人参、生地黄、熟地黄、黄芪、黄精、刺五加、荔枝核、丹参等。

功效：益气养阴，生津止渴。

主治：糖尿病见倦怠乏力、自汗懒言、口干等症状者。

注意事项：糖尿病患者出现面红目赤、渴喜饮冷、汗多、烦躁、大便秘结等症状时，不宜服用。

🦶 玉泉丸

组成：葛根、天花粉、生地黄、五味子、麦冬、甘草。

功效：养阴生津，止渴除烦，益气和中。

主治：糖尿病患者见乏力、气短，动则加重，口干舌燥，多饮多尿，五心烦热，大便秘结，腰膝酸软等症状。

注意事项：糖尿病患者出现形寒肢冷、腰膝或下腹冷痛、久泻久痢不止等症状时，不宜服用。

🦶 降糖甲片

组成：生黄芪、黄精、太子参、生地黄、天花粉、山药等。

功效：益气养阴，生津止渴。

主治：糖尿病患者见口干、多饮、多尿、多食易饥、体重减轻、乏力气短、五心烦热等症状。

注意事项：糖尿病患者出现渴喜冷饮、口苦口臭，或牙龈肿痛、口舌生疮、小便短赤、大便干时，不宜服用。

🦶 参芪降糖片

组成：人参皂苷、黄芪、五味子、山药、生地黄、麦冬、枸杞子等。

功效：益气养阴，健脾补肾。

主治：糖尿病见倦怠乏力、口渴多饮、消谷善饥、口燥咽干、头晕耳鸣、腰膝酸软等症状。

注意事项：糖尿病患者出现烦热多汗、渴喜冷饮、口苦口臭、牙龈肿痛等症状时，不宜服用。

🦶 渴乐宁胶囊

组成：黄芪、生地黄、黄精、太子参、天花粉等。

功效：益气养阴生津。

主治：糖尿病患者见口渴多饮、心悸气短、五心烦热、乏力多汗等症状。

注意事项：糖尿病患者出现胸闷胃满、大便稀溏等症状时，不宜服用。

🐾 糖脉康颗粒

组成：黄芪、生地黄、赤芍、丹参、怀牛膝、麦冬、葛根、桑叶、黄连、淫羊藿、黄精等。

功效：养阴清热，活血化瘀，益气固肾。

主治：口渴喜饮、倦怠乏力、气短懒言、五心烦热、盗汗、胸闷、肢体麻木或刺痛、便秘等。适用于糖尿病或糖尿病并发血管神经病变的患者。

注意事项：若见壮热烦躁、面红目赤、渴喜冷饮、咳吐黄痰、腹痛拒按、大便秘结、小便短赤等症状时，不宜服用。

🐾 消渴丸

组成：黄芪、生地黄、天花粉、葛根、山药、五味子等。

功效：滋肾养阴，益气生津。

主治：糖尿病患者见口渴多饮、五心烦热、心悸气短、乏力多汗、盗汗、小便频多等症状。

注意事项：消渴丸是治疗糖尿病的中西药复方，每丸中含0.25mg格列本脲，即10丸消渴丸含一片优降糖。格列本脲降血糖强度大，在体内的代谢时间长，使用不当会引起严重和持久的低血糖反应，因此应在医生指导下服用。消渴丸应在餐前半小时服用，从小剂量开始（每次5丸起），根据每餐进食的具体情况和血糖变化调整药量，血糖控制满意后逐步减少剂量或服药次数。

第四场景 厨房

——糖尿病患者如何进膳控食

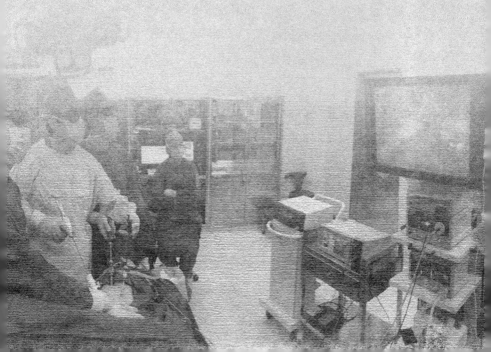

俗话说"民以食为天"，食物不仅是维持人们生命活动必需的物质基础，而且是现代人享受生活的重要组成部分。随着生活水平的提高，人们通过煎、炒、烹、炸、煮等手段将鱼、肉、蛋等各类高脂高蛋白食材做成美味佳肴来饱"口福"。然而，人们在享"口福"的同时，如果没有节制，也会招来多种"富贵病"，糖尿病就是其中的一种。吃得太好或吃得太多正是糖尿病发病的重要因素之一，因此，饮食控制便是糖尿病患者首要的任务。同时，中医认为"医食同根，药食同源"，饮食适宜不仅可以保证健康，预防疾病，而且还可以运用食疗的方法治疗疾病。对糖尿病患者来说，健康的进膳控食不仅能消除病因，而且还能控制病情发展，对疾病治疗起到一定的辅助作用。所以，在日常饮食中，糖尿病患者及其家属要多了解饮食知识，明白糖尿病患者能吃什么，不能吃什么，怎么吃更健康，才能在厨房中预防和调养糖尿病。在本场景中将简单介绍一些糖尿病患者进膳控食的知识。

一、糖尿病患者宜吃的食物

糖尿病是以高血糖为特征的慢性内分泌代谢紊乱性疾病，因此，糖尿病患者以控制血糖为首要。在日常饮食中，首先以控制食量、平衡膳食为基本原则。《黄帝内经》崇尚"五谷为养，五果为助，五畜为益，五菜为充，气味和而服之，以补精益气"，说明均衡的膳食是人体生命活动正常进行的基础。其次，在选择食材时，最好选择吃那些不会很快升高血糖，甚至还能控制和调节血糖的食物，而那些含糖量高，能在短时间内迅速升高血糖的食物则要慎吃或忌吃。《中国居民膳食指南》指出的谷类及薯类、动物性食物、豆类及其制品、蔬菜水果类、纯能量食物这五大类食物中均有糖尿病患者宜吃的和不宜吃的食材。另外，吃法也很重要，选择最佳的烹饪方法不仅能够减少营养流失，而且更利于人体吸收。所以健康的吃法对糖尿病患者有着重要意义。那么日常防治糖尿病的好食材都有哪些呢？基于这些食材又有哪些健康食谱能够防治糖尿病呢？以下将选择常用食材予以分类介绍。

谷薯类

谷薯类食物包括大米、小麦、小米、高粱、玉米等禾谷类以及甘薯、马铃薯等薯类。这类食物是能够作为主食来吃的，可以提供人体所需热量的 70%～80%。此类食物的营养成分和营养特点是淀粉含量最高，其次是蛋白质、脂肪，还含有维生素、矿物质等，这些微量元素主要集中在谷皮和糊粉层，因此，从米面加工精度对营养素的流失考虑，加工精度不宜过高。我国加工的标准米和标准面均保留了一部分皮层和米胚，矿物质、维生素、蛋白质等损失相对减少，利于人们食用。

在谷薯类食物中，富含膳食纤维、维生素、矿物质，以及含有某些对糖脂代谢有特殊作用的物质的食物，比较适合糖尿病患者食用，如荞麦、糙米、玉米、燕麦、黑米、小米、山药、红薯等。

荞麦

荞麦有甜荞和苦荞的不同，人们日常食用的多是甜荞。荞麦味甘，性微寒，有健脾益气、消积导滞、清热解毒、消肿化湿、降气宽肠之功效，民间称之为"净肠草"。现代营养学认为，荞麦中富含膳食纤维、色氨酸、烟酸、B 族维生素以及钙、镁、磷等微量元素。膳食纤维可延缓饭后血糖的上升速度，色氨酸等能辅助糖脂代谢，微量元素镁还可强化胰岛素功能。另外，荞麦中还含有一种叫做芸香素的维生素 P 物质，有提高胰岛素分泌的功能。苦荞中含有的荞麦糖醇，能调节胰岛素活性，具有降糖作用。

荞麦面中可加入适量面粉做成面条、馒头等作为主食吃。荞麦粒可适当加入绿豆、南瓜、肉丝等辅料熬成甜粥或咸粥，还可制成荞麦茶饮用。

推荐食谱：荞麦茶。

荞麦、茶适量。将荞麦用小火炒熟，待凉与茶混匀即成荞麦茶。泡饮时先洗茶（加入适量开水并立即倒掉），再冲入适量开水泡 30 分钟，即可倒出茶汤饮用。

小贴士

荞麦容易引起消化不良，因此虽可代替部分精细米面作为主食，但一次不可吃太多，每餐应尽量控制在 50 克左右。

荞麦应与小米、玉米、大米等赖氨酸含量低的谷物搭配食用，能起到蛋白质互补的作用。

荞麦性寒，脾胃虚寒、消化功能不良及经常腹泻的人群不宜多食。

糙米

糙米是稻谷脱去稻壳后得到的一种全谷粒大米，介于稻谷与精米之间，因仍留存一些外层组织，故口感较粗。糙米性平，味甘，有健脾养胃、补中益气、调和五脏之功效。现代营养学认为，糙米富含膳食纤维、B 族维生素及铁、锌、铬等微量元素。铬可协助糖脂代谢，有助于稳定血糖。而丰富的锌又可协助胰腺产生胰岛素，进而影响血糖值。

糙米可做成米饭或米粥作为主食吃。当用电饭锅蒸糙米饭时，饭熟时不要立即打开锅盖，可关掉电源后利用锅内余温再焖 10 ~ 15 分钟，然后再打开锅盖，翻动米饭待多余水分蒸发掉则口感更好。

推荐食谱：胡萝卜糙米饭。

糙米、胡萝卜适量。将胡萝卜切成丝，拌入洗净的糙米中，加适量水，放入电饭锅蒸熟，拌匀即可食用。因糙米中含不饱和脂肪酸，能降低胆固醇及血压，可预防糖尿病并发心脑血管疾病。胡萝卜所含的胡萝卜素能转变成维生素 A，有助于增强机体的免疫功能，胡萝卜中的营养成分还有助于调节血糖，其所含的懈皮素、山标酚等成分还能增加冠状动脉血流量，降低血脂。二者相配，是糖尿病患者的食疗佳品。

小贴士

糙米中含有植酸，影响人体消化吸收蛋白质及铁、钙、镁等，因此，在淘洗糙米时最好将米浸泡30分钟以上，这样有利于植酸的自行分解。

🖋 玉米

玉米又称苞米，性平，味甘，具有健脾益胃、除湿利尿之功效。从现代营养学分析，玉米中除含有谷物类食物中均含有的碳水化合物、蛋白质等物质外，还含有钙、镁、硒等七种营养保健成分。尤其玉米中维生素含量很高，是稻米、面粉的 5～10 倍，含有核黄素等物质，可预防心脏病、癌症等。玉米脂肪中50%以上是亚油酸、卵磷脂等，能防治高血压、冠心病，阻止脑功能衰退，并可抗血管硬化。其中，丰富的矿物质、膳食纤维、维生素和不饱和脂肪酸不仅能润肠通便，还可降低血胆固醇，对防治糖尿病及其并发症有一定作用。

玉米可打成粉熬粥，或做成玉米饼。玉米粒可做成各种菜肴、鲜汤食用。新鲜玉米还可直接蒸煮。在蒸煮新鲜玉米时，为了让玉米口感更好，可以在水开后，加少许盐，再接着煮。如果想吃到更有营养的煮玉米，则可以往水里加一点小苏打。这是因为玉米富含营养素烟酸，这种物质较难被人体分解、吸收，而小苏打可使玉米中的烟酸充分释放。

推荐食谱：玉米冬瓜粥。

鲜玉米粒、精肉、连皮冬瓜、葱、盐适量。将这些原料分别洗净，精肉切丝，冬瓜切片，葱切小段，备好。再将玉米粒、冬瓜、精肉放入砂锅，加水适量，先大火煮沸，再改用小火慢煮，待玉米、精肉熟烂，再加入葱、盐调味即成。此粥有滋养肺肾之功效，可作为糖尿病患者的早餐食用。

小贴士

玉米可代替部分精细米面作为主食，一般每日进食多少玉米即应减少相同数量的主食，以保持糖尿病患者摄入总热量尽量不变。

玉米发霉后可产生某些致癌物，切忌食用。

燕麦

燕麦又称雀麦、莜麦，性温，味甘，有补益脾胃、滑肠催产之功效。煮食燕麦米对于病后体虚、食欲不振或虚人便秘者尤佳。从现代营养学分析，燕麦蛋白质含量约15%，脂肪约8%，均高于其他粮食作物。丰富的维生素，尤其是 B 族维生素，对糖脂代谢有调节作用，可有效降低人体胆固醇。维生素 B_1、B_{12} 与植物纤维一起能很好地调理消化道功能，尤其可解老年人便秘之忧。燕麦中富含可溶性膳食纤维，可延缓碳水化合物、胆固醇等在肠道内吸收，进而控制餐后血糖升高。对于轻症糖尿病患者，在单纯控制饮食的情况下，主食配入定量燕麦面，有利于控制病情发展。

燕麦有多种食用方法，可加工成燕麦片，随时泡食。完整的燕麦粒也可掺杂适量大米一起煮食。

推荐食谱：燕麦粥。

豆渣燕麦粥：等量的豆渣、燕麦片备好，在锅中加入适量水烧开，倒入豆渣、燕麦片，搅拌均匀，略煮至粥微沸即可食用。

冬瓜燕麦粥：虾仁、冬瓜等量，燕麦片双倍量，油、盐少许。将虾仁、冬瓜切碎，备好。在锅中滴入适量食用油，放入虾仁和冬瓜略翻炒，再加适量水及燕麦片，煮开后转中火约2分钟，加盐少许调味即成。

小贴士

食用燕麦一次不可过多，过多易造成胃痉挛或胀气。且燕麦植酸含量高，会影响身体对钙、磷、铁的吸收。

燕麦可滑肠催产，故孕妇及体虚便溏者不宜食用。

黑米

黑米有"长寿米"之称，可药食兼用，乃米中珍品。其性平，味甘，主入脾、胃经，有滋阴补肾、健脾暖肝、明目活血之功效。现代营养学认为，黑米中富含蛋白质、氨基酸，膳食纤维含量是大米的8倍。黑米中富含铁，对于缺铁性贫血患者是很好的"补血米"，丰富的B族维生素可协助糖代谢，有助于控制血糖。另外，黑米的外壳比其他米多了花青素，这是优质抗氧化剂的来源，可延缓老化。

黑米可单独熬粥代替部分主食，适宜女性及体虚者食用。

推荐食谱：芦笋黑米卷。

大米与黑米等量，将两种米混合煮熟，芦笋适量，热水烫熟后备用。取海苔对切一半，略烤后，将黑米、大米铺在海苔上，再放上芦笋，卷好切断即可食用。因为芦笋含香豆素等植化素，配合黑米可以产生较好的降血糖作用。

小贴士

黑米外部有坚韧的种皮包裹，不易煮烂，若不煮烂其营养成分就不能溶出，不仅不能被人体吸收，多食后反而容易影响肠胃功能，因此，黑米应先浸泡一夜再煮。

小米

小米又称粟米，其味甘、咸，性微寒，有补中益气、健脾益肾之功效。早在元代吴瑞的《日用本草》中就曾提及小米"治消渴"，尤其对于消谷善饥、大便秘结、口舌干燥、形体消瘦等胃燥伤津者，能益胃生津，除虚热，开肠胃，消除诸证。从现代营养学分析，小米富含膳食纤维、B族维生素及微量元素硒。此外，所含类胡萝卜素还可对抗自由基，减少胰岛细胞的破坏。

小米可熬粥，也可做成小米饭，还可磨成粉冲泡食用。适于脾胃虚弱所致的食欲不振、消化不良者，尤其对病后、妇人产后及小儿体弱者更宜食用。

推荐食谱：小米麦片粥。

小米、麦片适量。将锅中放入适量水，放入小米煮熟，用热水冲泡麦片，再加入煮熟的小米粥中搅拌均匀，即可食用。此粥中小米配上麦片，可降低胆固醇，防止动脉硬化，预防糖尿病并发冠心病。

小贴士

淘小米时不要用手搓，忌长时间浸泡或用热水淘米。

小米所含赖氨酸较少，最好与大米、豆类、肉类一起煮食，营养更佳。

红薯

红薯又称甘薯、地瓜，其性平，味甘，归脾、肾经，有补中暖胃、健脾益肾、益气生津之功效。据《中华本草》记载，红薯主治脾虚水肿、疮疡肿毒、肠燥便秘等。红薯富含膳食纤维及硒元素；所含黏液蛋白，能强化胰岛素作用，改善血糖水平。另外，红薯中的钾、胡萝卜素、叶酸、维生素 C 和维生素 B_6，有助于预防糖尿病并发心血管疾病，抑制胆固醇的沉积，保持血管弹性。

红薯蒸、烤、煮汤、熬粥都很可口，也可制成红薯干食用。但因其碳水化合物含量较高，故糖尿病患者进食 50g 红薯就要减少相应的主食分量。

推荐食谱：红薯二豆汤。

取红薯 250g，另配红豆、黑豆适量。将红豆和黑豆加水泡 3 小时左右，红薯洗净切块备用。先将红豆、黑豆加适量水煮熟，再加入红薯块，用小火待红薯煮熟即可食用，亦可根据口味加入适量食盐等调味。红薯、红豆、黑豆富含纤维及抗氧化物，适量食用能增加糖尿病患者的抗氧化能力，预防心血管等并发症。

小贴士

因红薯的淀粉颗粒需经高温破坏，否则难以消化，所以红薯一定要蒸熟煮透再吃。

红薯缺少蛋白质和脂肪，需要与米面等一起搭配食用，这不仅能减少消化不良，还可营养互补。

红薯含有一种氧化酶，如吃得过多，会使人腹胀、呃逆，还可刺激胃酸大量分泌，感到"烧心"，吐酸水。因此，吃红薯时最好搭配一点咸菜，可有效抑制胃酸。

红薯和柿子不宜同时食用，至少应间隔 5 小时以上。这是因为红薯中的糖分在胃内发酵，会使胃酸分泌增多，和柿子中的鞣质、果胶反应发生沉淀凝聚，产生硬块，从而影响胃肠功能，严重时可造成胃溃疡。

山药

山药又称薯蓣，药食兼用，其性平，味甘，归脾、肺、肾经，有补脾养胃、生津益肺、补肾涩精之功效。麸炒山药补脾健胃，对脾虚食少、泄泻便溏、白带过多者有治疗作用。从现代营养学分析，山药中的黏质富含水溶性膳食纤维，可在肠内形成凝胶，包裹糖类与脂肪，从而减缓其吸收；山药含有丰富的维生素B_1，可协助人体内的糖代谢；所含淀粉酶抑制剂，可以抑制淀粉分解为可吸收的糖类，进而控制血糖。另外，山药中的多巴胺能使血管扩张，促进血液循环，预防诸多糖尿病并发症。

山药有蒸、煮、炒、烤等多种吃法。用山药做菜时要注意：①山药切片后最好立即浸泡在盐水中，以防止氧化发黑。②新鲜山药切开时会有黏液，极易滑刀伤手，可以先用清水加少许醋洗以减少黏液。③山药皮容易导致皮肤过敏，所以最好用削皮的方式去除。一旦过敏奇痒难忍，不要用手抓，可以先用清水加少许醋洗，再用稍热的水淋洗，促使其分解。

推荐食谱：山药炒木耳。

山药、干木耳适量，彩椒少许。山药削皮切片，干木耳泡发后洗净撕成小朵，彩椒洗净切块，备用。锅烧热倒入少许油，放葱段爆炒，倒入山药片翻炒，倒入少许清水，翻炒，之后倒入木耳，继续翻炒，可适量再加入些清水，山药木耳炒熟，再倒入切好的彩椒片，放少许盐调味，再翻炒几下即可出锅食用。

小贴士

山药的选购，要选须毛多的，相对重的，断面肉质雪白的，这样的山药口感更好，营养价值更高。不要买表面有异常斑点的山药，掰开来看，冻过的山药横断面黏液会化成水，有硬心且肉色发红，质量差。

生山药里有一种毒素，且山药根茎煮熟才能使淀粉粒分解破裂，容易被人体消化吸收，所以一定要熟食。但烹饪时间不可过长，否则会使淀粉酶抑制剂遭到破坏，使养分流失。

山药有收敛作用，所以患感冒、大便燥结者及肠胃积滞者忌用。

豆类及豆制品

豆类及其制品是人们日常生活中最常见的食品。豆类中蛋白含量最高，质量也最好，这是因为其氨基酸组成是最接近人体需要的。豆类蛋白质的消化吸收率与烹饪方法有着密切的关系。那么，到底是什么影响了大豆蛋白质的消化率呢？哪种吃法最好呢？答案是煮软、磨碎的豆类最易吸收，因为：第一，大豆细胞膜由纤维素组成，厚而坚实，使消化酶难与大豆蛋白质相接触。故而增加消化的办法是将黄豆用水泡软，磨成豆浆，制成豆腐及其他豆制品等，这样坚硬而厚的细胞壁软化并被磨碎，再经加热煮沸，消化率就提高了。第二，大豆含有胰蛋白酶抑制素，抑制小肠中胰蛋白酶活性，使其不能分解蛋白质。因此，只有破坏其活性才利于蛋白质的消化吸收和利用，而比较好的办法就是把黄豆在水里浸泡到胀起来，然后蒸或煮半小时，这样胰蛋白酶抑制素就可以被破坏啦。

因豆类及其制品以优质蛋白含量高为其营养特点，糖尿病患者多吃此类食品，有助于防治糖尿病及其高血压、高脂血症、动脉粥样硬化症等并发症。

红豆

红豆又称海红豆，其性平，味甘、酸，有行血补血、健脾祛湿、利水消肿之功效。现代营养学认为，红豆富含烟酸、钾、磷、镁等矿物质及 B 族维生素。其中，铁有补血功能，尤其对于女性而言，红豆是不错的补血佳品；镁可帮助胰岛素代谢血糖；所含淀粉酶抑制剂，可抑制淀粉转化成葡萄糖，减缓血中葡萄糖的上升；所含膳食纤维，则有助于通便排毒。另外，红豆中还有一种特殊的皂苷成分，可帮助利水消肿，水肿、脚气患者长期食用红豆可收到很好的效果。

煮红豆馅、熬红豆粥、烤红豆饼或作为其他辅料是红豆比较常见的吃法。然而值得注意的是，红豆在消化过程中，其豆类纤维易在肠道发生胀气现象，所以在煮红豆时加入少许盐，可促进豆类纤维的消化吸收，有助于排除胀气。烫红豆的水中含有溶解的皂苷成分，建议可与红豆一起煮。尤其皂苷在红豆种皮的部分含量特别多，连皮一起煮营养价值最高。红豆若与燕麦或薏米等谷物一起煮食，则更营养健康，这是因为红豆本身所含的蛋白质是属于不完全氨基酸，和谷物中的氨基酸一起食用，营养价值才更高。红豆不易煮烂，可在煮沸时兑入几次凉水。

推荐食谱：红豆粥。

红豆、大米，加水适量，熬粥。对于脾胃虚弱、食欲不佳、妇女气血不足、乳汁不下者，红豆粥是一款不错的食疗佳品。糖尿病患者在吃红豆粥时尽量不要加糖之类调味。

小贴士

煮豆粥时，不要放入碱，否则，虽容易熟烂，但豆子中的维生素 B_2 会被破坏掉。

🦶 绿豆

绿豆又称青小豆，其性寒，味甘，主入心、胃经。有清热、消暑、利水、解毒之功效。夏季常喝绿豆汤，可防止发生中暑及暑热所引起的各种不适症状。现代营养学认为，绿豆中富含蛋白质、脂肪、淀粉酶抑制剂、纤维素、B族维生素、维生素C、钾、钙、类胡萝卜素等。其中，丰富的淀粉酶抑制剂，可抑制肠道中淀粉分解成糖分，改善高血糖；膳食纤维可延缓肠道吸收葡萄糖；B族维生素、维生素C和类胡萝卜素可促进胆汁分泌，提升对脂肪的消化能力。

绿豆的做法多种多样，可制成豆粥、豆饭、豆汤、豆酒、豆粉、豆糕等。需要注意：绿豆不能用铁锅煮，因绿豆中含元素单宁，在高温条件下遇铁会生成对人体有害的单宁铁。而且绿豆不宜煮得过烂，以免使有机酸和维生素遭到破坏，降低功效。

推荐食谱：绿豆百合汤。

绿豆洗净，百合剥开洗净，备用。将绿豆放入锅中加适量清水煮开后，改用小火煮至绿豆开花，再放入百合，至百合熟烂后，盛汤入碗即可食用。本品入口香甜，乃解暑安神之佳品。

小贴士

绿豆性寒，素体阳虚、脾胃虚寒、泄泻者慎食。一般不宜冬季食用。

服温补药时不宜食用绿豆，以免降低药效。

黑豆

黑豆又名乌豆，其性平，味甘。有补肾益阴、健脾利湿、除热解毒之功效。《本草纲目》中记载："常食黑豆，可百病不生。"从现代营养学分析，黑豆富含蛋白质、不饱和脂肪酸、磷脂、钙、磷、大豆黄酮、皂苷等。其中，高蛋白、低热量是其营养特点，尤其在黑豆中丰富的花青素、维生素E以及异黄酮有很强的抗氧化功效，能抑制胰岛素的氧化还原，促进胰岛素功能，达到防治糖尿病的目的。而且黑豆生成血糖的指数也很低，仅有大米的 1/5，所以对于糖尿病患者而言，黑豆是非常好的食疗佳品。

黑豆可有多种吃法，但因生黑豆中所含胰蛋白酶抑制剂会降低蛋白质吸收利用，血球凝集素则会损伤肠黏膜，降低碘的吸收利用，造成甲状腺机能下降，所以要达到最佳的食疗效果，建议黑豆最好煮熟了再吃，或磨成粉、做成黑豆浆食用。

推荐食谱：黑豆鲜鱼汤。

准备鲑鱼、黑豆适量。将黑豆泡水 3 小时，沥干放入锅中，加水适量煮至黑豆熟，换小火，再将鲑鱼放入锅中煮熟，加葱、姜、蒜、盐等调味品拌匀即可食用。本品中黑豆维生素丰富，鲑鱼中又含有人体所必需的脂肪酸，可防治糖尿病并发血管性病变。

小贴士

黑豆具有补肾乌发的作用，须发早白的人宜多食黑豆。

黄豆

黄豆又称大豆，有"豆中之王"的美称。其性凉，味甘。有补脾益气、清热解毒、宽肠利水之功效。黄豆是不错的降糖食品，因黄豆中含有抑胰酶的物质，可防止胰岛素的氧化还原，强化胰岛素功能，从而有效降低血糖，且含丰富的卵磷脂，可防止脂肪堆积在肝脏，使肝糖原正常分解，从而预防糖尿病。此外，黄豆中的大豆异黄酮与人体雌激素结构相近，对更年期女性因雌激素降低所引起的人体诸多症状，有很好的改善作用。

黄豆粒可有多种吃法，将其做成各种豆类制品食用，如豆浆、豆腐等，更有利于黄豆中营养的消化吸收。

推荐食谱：什锦豆腐。

准备豆腐、鲜玉米粒、木耳、荷兰豆、胡萝卜等食材适量。锅中放水，大火烧开，将玉米、木耳、荷兰豆、胡萝卜等用热水焯一下，捞出。锅中倒入油，烧至六成热，将豆腐片下锅煎至两面金黄，盛出控油备用。起锅，放葱，炒出香味后，将玉米、木耳、荷兰豆、胡萝卜等入锅煸炒一下，再放入豆腐片。随后用酱油、盐少许调味即成。

小贴士

黄豆性偏寒，胃寒者及易腹泻、腹胀、脾虚者不宜多食。

生吃黄豆容易出现呕吐、腹泻等中毒症状。整粒的黄豆不利于消化和吸收，最好做成各种豆制品食用。

黄豆是高草酸食物，不能食用过量，否则容易发生草酸钙结石。

黄豆中因嘌呤含量较高，故痛风或高尿酸血症患者不宜多吃，但豆浆、豆腐、豆干、豆腐乳等豆制品的嘌呤含量较低，无须忌讳。

蔬菜和菌类

蔬菜的种类多种多样，包括根菜类、茎菜类、叶菜类、花菜类、果菜类、菌类等，是人们日常饮食中不可或缺的食材。从蔬菜的营养特点分析，蔬菜含有多种维生素和矿物质，如大蒜中含硒量高，菠菜含钼量高，卷心菜含锰量高等。此外，蔬菜中还含有多种特殊的营养素，诸如类胡萝卜素、类黄酮、花青素等，这些被人们公认为对人体健康十分有利的重要成分，可有效预防慢性、退行性疾病等。

因蔬菜及菌类以含水量高、富含维生素及矿物质为其营养特点，糖尿病患者多吃此类食品，可有效补充人体所需的各类微量元素，防止营养缺乏，起到防治糖尿病及其并发症的目的。从蔬菜的营养成分分析，黄瓜、苦瓜、莲藕、韭菜、芹菜、洋葱、银耳、木耳、南瓜、萝卜、冬瓜、菠菜、西红柿、莴笋、生姜、大蒜、白菜、香菇等是较为适合糖尿病患者食用的好食材。

黄瓜

黄瓜又名胡瓜、刺瓜，其性凉，味甘，主入脾、胃、大肠经。有清热利尿、生津止渴之功效。《本草纲目》中记载："黄瓜生津止渴，利小便。"尤其适合燥热伤肺、胃燥伤津型糖尿病患者食用。从现代营养学分析，黄瓜含有葡萄糖、半乳糖、甘露糖及多种游离氨基酸等。黄瓜之所以是糖尿病患者的优质食品，主要因为黄瓜中富含葡萄糖苷、果糖以及丙醇二酸等物质，不仅不参与通常的糖代谢，还能抑制糖类向脂肪转化，所以糖尿病患者以黄瓜代替淀粉类食物充饥，血糖非但不会升高，甚至还会降低。另外，丰富的果胶成分缓解糖类吸收，又有助于稳定血糖。丰富的膳食纤维还可促进肠道蠕动，抑制胆固醇等吸收，可防治糖尿病并发心血管疾病。

黄瓜生吃、炒熟、煮汤或榨汁等皆可。其实，黄瓜熟吃比生吃更健康。而熟吃黄瓜最好的方法是直接将黄瓜煮食，虽然在口味上略逊于炒食，但营养价值可以得到很好的保留。另外，吃黄瓜时不要把"黄瓜把儿"丢掉，这是因为黄瓜的尾部含有丰富的苦味素，苦味素不仅健胃，增加肠胃动力，帮助消化，清肝利胆和安神，还可防治流感、抑癌。若想腌制食用黄瓜，则时间不要太久，以免养分流失，口感亦不佳。

推荐食谱：黄瓜紫菜汤。

准备黄瓜、紫菜、虾皮适量。先将黄瓜洗净切片，紫菜泡开洗净，备用。将锅内加入清水，烧开后，投入黄瓜片，加盐、酱油、虾皮少许，煮沸后再下紫菜，淋上香油，调匀即可食用。

小贴士

黄瓜属寒凉食物，不可过食，否则容易导致胃寒、腹胀等，尤其体质虚寒及肠胃功能较差的人最好少吃。

苦瓜

苦瓜又称凉瓜，其性寒，味苦，有清热解暑、明目解毒之功效。《滇南本草》记载：苦瓜"泻六经实火，清暑、益气、止渴"。现代营养学认为，苦瓜中含有丰富的维生素 C，大约是番茄的 2 倍，苹果的 10 倍，还含有类胡萝卜素和 β - 胡萝卜素及多种微量元素等；尤其含有铬及类似胰岛素物质——苦瓜苷，不仅具有明显的降糖作用，还能有效刺激胰岛素的释放，对糖尿病患者非常有益。此外，苦瓜还含有果胶，可以抑制糖类在肠道中被吸收，从而有效控制血糖，保护血管。苦瓜籽含有植物降糖多肽蛋白，可促进糖类分解利用。苦瓜还有降压、降脂功效，可谓是"三高"人群的最佳食品。

苦瓜有凉拌、清炒、煮汤或腌制等多种吃法。需要注意，无论凉拌还是清炒，在烹饪前最好先用热水烫一下，以降低草酸含量。苦瓜比较适合与肉类食品一起食用，它可使肉味鲜美不腻，带有微苦清香。

推荐食谱：苦瓜清心汤。

准备苦瓜、精肉、盐、橄榄油适量。将苦瓜切开去籽并切块，精肉洗净备用。在锅中放入适量橄榄油，将精肉煎到变色盛出。再往锅中加入适量水烧开，将精肉、苦瓜一起放入煮熟。最后加盐等调味品即可食用。本品能有效降低血糖，并降低因高血糖引起的心血管疾病发生率。

小贴士

苦瓜味苦性凉，不宜过量食用，多食易伤脾胃，所以脾胃虚弱的人要少吃苦瓜。

苦瓜含奎宁，会刺激子宫收缩，引起流产，孕妇要慎食。

🖐 南瓜

南瓜又称金瓜，其性温，味甘，有补中益气、化痰排脓之功效。现代营养学认为，南瓜含有淀粉、蛋白质、胡萝卜素、维生素 B、维生素 C 和钙、磷等多种成分。所含的 19 种氢基酸中有人体必需的氢基酸 8 种，其所含各类维生素对人体皮肤代谢调节非常重要。尤其含有丰富的微量元素——钴，居各类蔬菜之首。钴能活跃人体的新陈代谢，促进造血功能，并参与人体内维生素 B_{12} 的合成，是人体胰岛细胞所必需的微量元素，对防治糖尿病、降低血糖有特殊的疗效。还含有铬，可帮助细胞利用血糖，维持体内血糖稳定。

南瓜及南瓜子皆可食用，可做成汤、菜，也可加入米类，一起熬南瓜粥。南瓜皮含有丰富的胡萝卜素和维生素，所以最好连皮一起食用。在烹调的时候，南瓜心含有相当于果肉 5 倍的胡萝卜素，所以要尽量全部加以利用。南瓜与山药同食可延缓衰老，辅助降血糖。

推荐食谱：南瓜山药粥。

准备南瓜、山药、小米等适量。南瓜、山药去皮、切片，小米淘洗干净，加水适量共同煮粥，粥成即可食用。

小贴士

南瓜性温，素体胃热盛及气滞中满者少食。

南瓜多吃会助长湿热，尤其皮肤疮毒、黄疸和脚气病患者皆不宜多食。

因南瓜含维生素C分解酶，所以不宜与富含维生素C的蔬菜、水果同时吃。但南瓜煮熟后此酶即被破坏，所以南瓜宜煮食，不宜炒食，更不宜与番茄、辣椒等同炒。

冬瓜

冬瓜又称白瓜，其性微寒，味甘、淡，有清热解毒、利水消痰、除烦止渴、祛湿解暑之功效。南北朝时期医家陶景弘就曾提到冬瓜"解毒、消渴、止烦闷，生捣绞汁服之"。现代营养学认为，冬瓜含蛋白、糖类、胡萝卜素、多种维生素、粗纤维和钙、磷、铁，且钾盐含量高，钠盐含量低，最适合需低钠食物的高血压、肾脏病等患者食用；冬瓜富含丙醇二酸、葫芦巴碱，可清除体内多余脂肪、胆固醇等，促进糖代谢，从而起到降压、降糖功效；所含膳食纤维又能清肠排毒，增加饱腹感，延缓餐后血糖上升，并能防治糖尿病并发心血管疾病。

冬瓜可煎汤，煨食，做药膳，捣汁饮。但因冬瓜性凉，不宜生食。冬瓜连皮一起煮汤，具利尿消肿功效。而且冬瓜瓤汁、冬瓜子煎汁内服对治疗糖尿病、口渴等效果尤佳。冬瓜与鸭肉一起烹调食用，还有助于预防贫血，促进食欲。

推荐食谱：牡蛎炒冬瓜。

准备冬瓜、牡蛎适量。牡蛎先用盐水泡洗，再洗净沥干。冬瓜洗净，去皮、籽，切块。将锅中放适量水，放入冬瓜，煮至八分熟，再加入牡蛎及调味品少许，煮熟拌匀即可食用。冬瓜含热量低，可降血脂，并增加饱腹感，牡蛎富含磷脂类，可预防糖尿病并发血管病变。

小贴士

冬瓜性寒凉，脾胃虚寒易泄泻者慎用，久病与阳虚肢冷者忌食。

冬瓜含钾丰富，有肾功能不全者勿过量食用，以免血钾过高，引发心律不齐。

大白菜

大白菜性微寒，味甘，有益胃生津、清热除烦之功效。现代营养学认为，大白菜所含的营养素较为全面，其中膳食纤维、粗纤维、钙、磷含量较高，尤其维生素 C 含量是同季节其他蔬果的 2 倍之多，核黄素也高过 2～3 倍。所含微量的钼，可抑制人体内亚硝酸胺的生成、吸收，起到一定的防癌作用。所含锌高于肉类和蛋类，有促进幼儿生长发育的作用。对于糖尿病患者而言，大白菜中丰富的果胶、纤维素，能吸附血液及肠中垃圾，减少脂肪、胆固醇沉积，从而达到降低血糖、血脂的功效，有助于防治糖尿病、高血脂及便秘等。

白菜的烹调方式十分多样，可煮汤、炒食，做白菜卤，或时下流行的韩式泡菜，甚至还可榨汁加热饮用。

推荐食谱：牛奶炖白菜。

准备牛奶、白菜心、盐等适量。将白菜择净取心，放入热水中焯一下，备用。将牛奶放入锅中，大火煮沸，然后放入备好的白菜，煮至白菜熟，加盐调味即可食用。本品做法简单，营养价值高，适合糖尿病患者食用。

小贴士

白菜性寒，气虚胃寒的人忌多吃白菜，腹泻者也尽量忌食大白菜。

菠菜

菠菜性凉，味甘，有润燥滑肠、清热除烦之功效。从现代营养学分析，菠菜含有维生素、矿物质，尤其含铁量丰富，含蛋白质和叶酸也高，能有效防治贫血，补充人体所需营养。其所含维生素C比大白菜高出两倍，β－胡萝卜素含量略高于胡萝卜，可保护视力，非常适合儿童食用；菠菜中丰富的铬及类胰岛素物质，能调节血糖，控制血糖平稳；丰富的食物纤维，可缓解肠道吸收糖类，降低餐后血糖，同时有助于防治便秘、高血压等。经常食用菠菜，不仅能促进新陈代谢，提高机体免疫力，还可改善身体状态，达到美容轻身之功效。

菠菜可以炒、拌、烧、做汤和当配料用。

推荐食谱：菠菜火腿羹。

准备菠菜、火腿丁、鸡蛋、盐、味精、香油等适量。菠菜用开水烫软，放入冷水中漂凉后取出切细末。清水烧开，加入菠菜、火腿丁稍煮片刻，加入调味料调味。最后淋下鸡蛋白、少量香油即可食用。

小贴士

菠菜不宜与牛奶、豆腐等钙质含量高的食物同食，因其含大量草酸，遇钙质结合容易引起结石，还影响钙的吸收。先用热水焯再用冷水浸泡可减少菠菜中的草酸含量。

菠菜不宜与动物肝类、蛋黄、大豆等同食，因这些食物中含有丰富的铜、铁等金属元素物质，一旦与含维生素C较高的菠菜结合，金属离子很容易使维生素 C 氧化而失去本身的营养价值，还会影响微量元素的吸收。同样，菠菜也要尽量避免使用铁锅等来烹调。

芹菜

芹菜性微寒，味甘、苦，有清热利湿、平肝健胃之功效。芹菜叶茎中含有芹菜苷、佛手苷内酯和挥发油，具有降血压、降血脂、防治动脉粥样硬化的作用。因芹菜属于低脂、高纤维蔬菜，经常食用可加速肠道蠕动，促进消化，预防餐后血糖骤然升高，还可改善胃肠功能，起到降脂减肥之功效。

芹菜可炒、拌、炝，或做配料、馅心，还可榨汁饮用。很多人吃芹菜时只吃茎而扔掉叶子。其实，芹菜叶比茎的营养价值要高出很多倍，还有抑癌作用，其降糖效果也更显著，因此，芹菜叶要充分利用。

推荐食谱：芹菜蛋花汤。

准备芹菜、精肉、鸡蛋、盐、味精等适量。将芹菜洗净切段，精肉切丝，鸡蛋打散待用。在锅中加水适量，水开后投入精肉丝、芹菜煮沸，然后倒入已打散的鸡蛋浆，煮熟后加入盐、味精调味即可食用。

小贴士

芹菜性凉质滑，故脾胃虚寒、肠滑不固者应慎食。

西红柿

西红柿又称番茄，其性凉，味甘酸、微甜，有清热止渴、养阴凉血、生津止渴之功效。西红柿含有丰富的维生素，其中胡萝卜素就有 20 种之多，含量最高也最显著的是番茄红素，具有很强的抗氧化能力，可以清除人体内导致衰老和疾病的自由基、降低低密度脂蛋白，预防心血管疾病，还有防癌、抗菌的作用；西红柿中的烟酸含量也是蔬菜中最高的，对血管脆性及渗透性均有改善作用，可预防各种出血性疾病；对糖尿病患者而言，西红柿中丰富的果胶和纤维素，能刺激胆汁分泌，帮助人体新陈代谢，排除毒素，延缓糖类吸收；所含的维生素 C 和钾，能帮助改善高血糖等。

西红柿可生食，也可熟食。西红柿加热后会促进其中的番茄红素的合成，故用开水烫焖后的西红柿的营养保健价值更高。西红柿在用油烹饪之后更容易吸收，烹饪时再稍加一些醋，不仅可以增加西红柿的酸甜口感，还可破坏西红柿中的有害物质，但不能烹饪过久，过久会造成营养流失。如果在吃西红柿时蘸点甘草粉或姜末糖浆，不但味道鲜美，更能中和西红柿的寒性。对于糖尿病患者而言，因西红柿热量低，不用担心会升高血糖，是理想的佐餐佳品。

推荐食谱：西红柿黄瓜鸡蛋汤。

准备黄瓜、西红柿、葱末、盐、烹调油等适量，生鸡蛋一枚。先将西红柿、黄瓜洗净，切成薄片备用。将锅烧干放入烹调油，油烧至六成热，将葱花下锅，再加入鲜汤适量烧开，放入黄瓜片、西红柿片，待熟时，将打碎的鸡蛋浇入，再加细盐、味精调味即可食用。

小贴士

西红柿不宜长时高温加热。因番茄红素遇光、热和氧气容易分解，失去保健作用。

不宜吃未成熟的青西红柿。因含有毒的龙葵碱，食后很可能出现头晕、恶心、周身不适、呕吐及全身疲乏等中毒症状。

西红柿不宜空腹吃。空腹时胃酸分泌量增多，西红柿所含的某种化学物质与胃酸结合易形成不溶于水的块状物，食之往往引起腹痛、胃胀等。

西红柿性寒凉，脾胃虚寒者不宜生吃西红柿。

芦笋

芦笋又称文山竹，性凉，味甘，有润肺镇咳、祛痰杀虫之功效。芦笋嫩茎中含有丰富的蛋白质、维生素、矿物质和人体所需的微量元素。芦笋中的蛋白质组成具有人体所必需的各种氨基酸，含量比例符合人体需要。无机盐元素中有较多的硒、钼、镁、锰等微量元素。尤其芦笋的绿色主茎比白色的含有更多的维生素 A，而热量含量较低。另外，芦笋中还特有天门冬酰胺及多种甾体皂苷物质，对心血管病、水肿、膀胱炎、白血病均有疗效，也有抗癌的效果。所含叶酸、类胡萝卜素可改善血糖代谢，高纤维素稳定血糖。因此，长期食用芦笋可益脾胃，增强免疫力，改善高血糖，对人体许多疾病有很好的治疗效果。

芦笋以嫩茎供食用，质地鲜嫩，柔嫩可口。烹调时切成薄片，炒、煮、炖、凉拌均可。芦笋烹饪时避免高温久煮，因叶酸怕热易遭破坏，最好是用微波炉小功率热煮即可。凉拌时淋上油脂制成的沙拉酱，可帮助类胡萝卜素的吸收。若想冷藏保鲜芦笋，最好先用开水煮一分钟，晾干后装入保鲜袋中扎口放入冷冻柜中，食用时取出。

推荐食谱：拌鲜芦笋丝。

准备鲜芦笋、盐、香油、醋等适量。将鲜芦笋洗净，削去老皮，切成细丝，加入盐、醋、香油等调味品拌匀调味即可食用。拌鲜芦笋丝也可依据个人口味淋上沙拉酱等其他调味品则更营养美味。

小贴士

食用绿芦笋较好，因为白芦笋未充分照射阳光，不如绿芦笋营养成分丰富。

洋葱

洋葱又称葱头，性微温，味甘、辛，有发散风寒、祛痰、利尿、健胃润肠、解毒杀虫之功效。洋葱中挥发成分亦有较强的刺激食欲、帮助消化、促进吸收等功能。所含二烯丙基二硫化物及蒜氨酸等，可降低血中胆固醇和甘油三酯含量，从而可起到防止血管硬化作用。洋葱所含前列腺素 A，具有明显降压作用。洋葱中含有与降血糖药甲磺丁胺相似的有机物，具有刺激胰岛素合成及释放的作用，能起到较好的降低血糖和利尿的作用，是"三高"人群的理想蔬菜。

洋葱切去根部，剥去老皮，生、熟食均可。利用洋葱的天然风味，还可以减少食盐的用量。另外，洋葱中含有蒜素，若烹调超过 30 分钟，加热超过 65℃就会失去活性，所以，洋葱最好用油翻炒，用油脂留住蒜素及其他有降糖活性的营养成分等。现代研究证明，不论生食或熟食，洋葱均能够降血糖。

推荐食谱：醋泡洋葱。

洋葱、陈醋、酱油、盐等适量。晚上将洋葱洗净后切丝，加入用陈醋、酱油、盐调制好的汤汁中浸泡，第二天早餐时即可佐餐食用。本品可作为糖尿病患者预防血管病变的常用佐餐食品。

小贴士

洋葱辛温，一次不宜食用过多，以免引起目糊和发热。

有皮肤瘙痒性疾病、眼疾、胃病以及肺炎、胃炎者少吃洋葱。

洋葱应避免与蛋一起保存，以免洋葱的味道透过蛋壳上的气孔进入蛋中，使蛋变质、变味。

银耳

银耳又称白木耳，其性平，味甘、淡，有润肺生津、滋阴养胃、益气安神、强心健脑之功效。银耳含有丰富的钙、磷，能软化血管，清除血管中的杂质，改善血液循环，适合高胆固醇及高脂血症患者食用。银耳内所含多糖体，可以降低血糖与低密度胆固醇的含量，提高机体免疫力。B族维生素尚可协助血糖代谢，改善高血糖症状。所以糖尿病患者经常吃银耳可控制血糖，以及高血压、高血脂等并发症的发生。

银耳多用来做汤菜、羹，也可凉拌。在吃银耳之前，要用开水泡发，泡发后去掉未发开的，特别是那些呈淡黄色的部分。银耳分别与不同的食材相配，会有不同的食疗效果。干燥银耳，在加工过程中如残存较多二氧化硫，会有刺鼻味道。因二氧化硫易溶于水，所以食用前可以先将银耳浸泡 3 ～ 4 小时，期间每隔 1 小时换一次水。一般而言，经过浸泡、洗涤、烧煮之后，可以大大减少甚至完全消除银耳中残留的二氧化硫。

推荐食谱：银耳豆腐汤。

准备银耳、鲜豆腐、植物油、盐等适量。银耳用温水泡软后洗净、撕小朵，豆腐切成小块。将银耳和豆腐一起投入热油锅内，轻轻翻炒均匀，加入适量清水，以文火煮至银耳黏稠，加盐调味即可食用。此汤是降血糖、调治糖尿病的佳品。

小贴士

银耳性寒，可清肺热，故风寒咳嗽者不宜食用。

冰糖银耳含糖量高，睡前不宜食用，以免血黏度增高。

新鲜银耳不可马上食用，因其含有嘌呤类光敏感物质，干燥后这些物质会自行消失，并失去毒性。

木耳

木耳又称黑木耳，其性平，味甘，主入胃、大肠经，具有凉血止血、活血补血、健脾益气、利五脏之功效。黑木耳含蛋白质、脂肪、多糖和钙、磷、铁等元素以及胡萝卜素、B族维生素、烟酸等，还含磷脂等营养素。其作为高膳食纤维食物有利于清理肠道，减缓糖分吸收。所含的植物蛋白有抗凝血作用，能促进血液循环，预防血管硬化等。木耳不仅可以调节血糖，而且还可以预防糖尿病并发的血管疾病。

木耳可任意搭配，炒菜、煮汤、凉拌均可。浸泡干木耳时最好换两到三遍水，才能最大限度除掉有害物质。在吃木耳之前，务必将其较硬的蒂头切除。

推荐食谱：木耳炒虾米。

准备木耳、白菜、虾米、葱头、盐、料酒、橄榄油等适量。木耳、白菜切片，虾米泡水，葱头切碎备用。将橄榄油入锅，加入白菜及虾米，略炒，再加其余调味料略煮。最后加入木耳、葱头炒熟即可食用。本品可防治高血糖引起的末梢神经损伤。

小贴士

木耳可润肠通便，因此泄泻下利者不宜吃木耳。

木耳可抑制血小板聚集，所以在手术前后或妇女经期、孕期等应避免或少吃木耳。

新鲜木耳中含有卟啉，食用后经阳光照射会发生植物日光性皮炎，引起皮肤瘙痒等。干木耳在曝晒过程中大部分卟啉会被分解掉，所以食用干木耳更安全。食用前干木耳要用水浸泡，这会将剩余的毒素溶于水，使干木耳最终无毒，吃起来更健康。

香菇

香菇素有"山珍之王"的美誉，性平，味甘，有健脾益气，除风化痰之功效。香菇中含有 40 多种酶，可以纠正人体酶缺乏症。香菇中的麦角甾醇对防治佝偻病有效。香菇多糖能增强细胞免疫力，从而抑制癌细胞的生长。特别是香菇中含有一般蔬菜所缺乏的维生素 D 原，其经日光或紫外线照射后转成维生素 D，使维生素 D 含量更高，强化骨骼。香菇中含有的另外一种化合物——香菇嘌呤可以降低胆固醇水平。香菇中的铬，可协助糖类代谢，对糖尿病患者有益处。

香菇可做汤，也可炒菜。烹饪香菇前将香菇清洗干净很重要，既要洗干净还要防止营养成分的流失。清洗香菇的方法：首先把香菇倒在盆内，用 60℃的温水浸泡 1 小时，然后用手搅 10 分钟，让香菇的鳃瓣慢慢张开、沙粒落下，后将香菇捞出并用清水冲净即可烹食。

推荐食谱：牛蒡香菇茶。

准备香菇、牛蒡等量。牛蒡洗净切片，香菇泡发去蒂备用。将牛蒡片与香菇放入小碗中加满水，入锅蒸五分钟，去渣后即可饮用。本品中牛蒡富含纤维，促进胃肠蠕动，降低胆固醇，香菇抗癌又降血糖，是一款不错的养生食品。

小贴士

香菇中的嘌呤含量较高，肾脏病患者或痛风患者不宜多食。

泡香菇的水不要倒掉，因为这些水中含有诸多营养元素，可以沉淀去渣后加入菜中，增加菜的鲜味。

气候较潮湿时容易导致香菇发霉，建议经由阳光曝晒后再干燥收藏，还可增加维生素 D 的含量。

肉类及水产品类

肉类是现代人餐桌上的必备食品，人们吃得最多的是畜肉（猪、牛、羊等）和禽肉（鸡、鸭、鹅等）这两种，动物内脏及其制品也是肉类的一种。肉类是蛋白质、脂肪、维生素 B_1、维生素 B_2、尼克酸和铁的重要来源，尤其动物内脏中蛋白质和维生素的含量较肌肉更高。肉类中的蛋白质属优质蛋白，含有谷类食物中缺少的赖氨酸，谷类需要搭配肉类食品营养才更全面。

水产品类食品包括鱼类、虾、蟹、贝类和海藻类等，这些食材是蛋白质、矿物质和维生素的良好来源。鱼类特别是海鱼矿物质含量比其他肉类高，除钙、磷、钾、钠含量较高外，微量元素碘、铁、锌、铜、锰、硒等的含量也很高。鱼肉的肌纤维细而短，蛋白质结构松软，极易为人体吸收，尤其适合老年人、儿童和病人食用。鱼类中的脂肪大多是不饱和脂肪酸，特别是长碳链和多价不饱和脂肪酸所占比例较大，能起到一定防治动脉粥样硬化和冠心病的作用。

因肉类和水产品类以动物脂肪和高蛋白为其营养特点，糖尿病患者吃此类食品要注意选择品种和控制用量。吃好了对糖尿病有益，否则会加重病情。

鸡肉

鸡肉性微温，味甘，有温中补脾，益气养血，补肾益精之功效。对于营养不良、疲劳乏力、月经不调、贫血、病后体虚等有很好的食疗效果。鸡肉中富含人体所需的全部氨基酸，容易被人体消化吸收；与其他肉类相比，去皮鸡肉具有低热量的特点。所含脂类多是油酸和亚油酸，饱和脂肪酸和胆固醇远低于猪肉、牛肉等，更适合糖尿病患者食用；在各种鸡肉中又以乌鸡为营养价值最高者。

鸡肉有炒、煮、炖、烧、蒸、烤、焖、煎等多种吃法。在熬制鸡汤的时候，不要只喝汤而不吃鸡肉，因为鸡肉的营养价值远高于鸡汤。另外，无论何种做法，鸡屁股都应丢掉，因其是淋巴最集中处，储存细菌、病毒、致癌物，对身体非常不利。

推荐食谱：香菇鸡汤。

准备肥嫩小鸡一只，香菇、盐、生姜、料酒适量。将鸡从背部剖开，掏出内脏，洗净，在沸水锅中烫过，放入炖钵内，放香菇，加入精盐、料酒，再加清水适量，用旺火烧开后改小火炖熟，盛入汤碗即可食用。

小贴士

鸡肉性温，多食容易生热，内热过盛者不宜过食。

鸡汤中含有较高的嘌呤，不适合痛风病人食用。

鲫鱼

鲫鱼俗称鲫瓜子，其性微温，味甘，主入胃、肾经，有和中补虚、除湿利水之功效，可治疗脾胃虚弱、少食乏力、脾虚水肿、小便不利。鲫鱼富含蛋白质、脂肪、维生素、烟酸、钙、磷、铁等成分。优点是所含糖分和脂肪都较少，而富含蛋白质，肉质鲜美又易于消化吸收，是肝肾疾病、心脑血管疾病患者的良好蛋白质来源，也是糖尿病患者的滋补佳品，常食可增强抗病能力。但鱼子中胆固醇含量很高，不适合中老年人和高血脂、高胆固醇的人群食用。

鲫鱼肉嫩味鲜，多炖汤、清蒸食用。鲫鱼做汤有较强的滋补作用，非常适合中老年人和病后体虚者食用，也特别适合产妇食用。鲫鱼又以冬令时节食之最好，尤其鲫鱼与豆腐搭配炖汤营养最佳。

推荐食谱：鲫鱼豆腐汤。

准备鲫鱼、豆腐、香油、盐、料酒、生姜片、鲜蒜片、葱末及大茴香、花椒等适量。先将锅烧热，加烹调油适量，将去鳞洗净的鲫鱼放入锅中煎至表面略黄即盛出，加大茴香、花椒略炒，再加入葱、姜、蒜、清水烧开后放入鲫鱼，再加入料酒适量，开锅后加入豆腐，并加盐适量，文火慢炖至鱼熟，汤呈乳白色，即可装入汤碗，淋上香油食用。

小贴士

鲫鱼性温，感冒发热期间不宜多吃。

吃鱼前后尽量不要喝茶，以免破坏营养成分。

虾

虾分为淡水虾和海水虾，其性温，味甘，主入肝、肾经，有补肾壮阳，养血固精，开胃化痰，益气通乳，通络止痛之功效。虾含有丰富的蛋白质，高达20%，营养价值很高，其肉质和鱼一样松软，易消化，但又无腥味和骨刺。虾中几乎不含动物性糖质，脂肪含量也很少，可避免脂肪摄入过多。所含丰富的牛磺酸可控制血压和胆固醇，丰富的镁可防治动脉硬化、预防高血压、降低心血管疾病发生率。海虾还富含碘，对人类的健康极有裨益。对糖尿病患者而言，虾是提供优质动物蛋白的好食材。

虾类的品种众多，吃法也多种多样。在用虾做美味佳肴时要注意：虾的背部呈青黑色是新鲜的表现，而色发红、身软、掉头的虾不新鲜，尽量不买。吃虾之前，虾背上的虾线，是虾未排泄完的废物，应除掉后再烹调食用。

推荐食谱：芹菜炒虾仁。

准备虾仁、芹菜、葱丝、姜丝、烹调油、盐适量。将芹菜洗净，去掉菜叶，切段后放入开水锅中焯一下，捞出沥干备用。锅置火上，加入烹调油，油热后入虾仁翻炒至熟，加入葱丝、姜丝，然后将焯好的芹菜下锅拌炒，加入盐等调味，即可装盘食用。

小贴士

吃海虾时最好不要大量喝啤酒，容易产生过多的尿酸，引起痛风。

海带

海带又称昆布，其性寒，味咸，具有软坚散结、通行利水之功效。海带的含碘量很高，且能被人体直接吸收。海带中粗蛋白、糖、钙、铁的含量也很高，还含有很多的碱性成分，对于维持体内酸碱平衡有帮助。海带中的昆布素有消除血脂的作用，能使血中胆固醇含量大大降低。海带氨酸及钾盐有降压作用。海带中含有 60% 的岩藻多糖，是极好的食物纤维，糖尿病患者食用后，能延缓胃排空和食物通过小肠的时间，即使在胰岛素分泌量减少的情况下，血糖含量也不会上升，从而起到调节血糖的作用。

海带凉拌、煮汤、入菜皆可。在煮海带汤时，水烧开后不要盖锅盖，以大火煮约 5 分钟即可。糖尿病患者也要控制海带的摄入量，因市面上卖的海带都是卤海带，一般调味较重，吃得太多会导致盐分摄入过量，而给身体造成负担。

推荐食谱：海带煮豆腐汤。

准备海带、豆腐、葱末、蒜末、西红柿、料酒、盐各少许。将海带切条，豆腐切厚片，西红柿切薄片，葱切碎备用。海带放锅中煮大约 10 分钟，捞出放清水中浸泡。豆腐放锅中略煮去豆腥味，捞出放清水中浸泡。锅中放适量水，将海带、豆腐、西红柿片同煮大约 5 分钟，放盐、料酒搅匀后起锅盛盆，撒上葱末、蒜末即可食用。

小贴士

海带咸、寒，含碘量高，脾胃虚寒、甲亢中碘过剩者不宜吃。

哺乳期的妇女和孕妇尽量少吃海带，因为婴儿和胎儿如果摄入太多的碘，会造成甲状腺功能障碍。

吃海带后不要马上喝茶，也不要立刻吃酸涩的水果。这是因为海带中含有丰富的铁，以上两种食物所含鞣酸、植物酸都会阻碍铁的吸收。

海带中可能会含有有毒物质砷，吃海带前一定要浸泡去毒。但海带不能长时间浸泡，一般不超过 8 小时，否则营养物质会溶解于水，营养价值就会大大降低。

莲藕

莲藕性凉，味甘，有清热生津，凉血止血之功效，又可补益脾胃，益血生肌。莲藕含有淀粉、蛋白质、天门冬素、维生素 C 以及氧化酶成分。在块茎类植物中，莲藕含铁量较高，对缺铁性贫血的病人颇为适宜。还含有大量水溶性纤维，可缓解糖类吸收，对控制血糖非常有益。所含镁、维生素 B_1 能促进糖类代谢，有助于调节血糖。莲藕所含儿茶素还能保护血管动脉壁，防止动脉硬化，可预防糖尿病并发心血管疾病。

莲藕可烹食，捣汁饮，制成蜜饯或晒干磨粉煮粥，但尽量不要生吃，以免感染姜片虫。姜片虫的囊蚴不耐高温，把莲藕做熟就可以杀死囊蚴了。莲藕皮容易氧化，烹饪前可用醋水泡一下以防止变色，去除涩味。另外，煮藕时最好不要用铁器，以免引起食物发黑。糖尿病患者吃莲藕时还必须控制量，因莲藕中淀粉含量高，过食则容易升高血糖。

推荐食谱：莲藕炒荷兰豆。

准备莲藕、荷兰豆适量，姜末、盐、酱油、橄榄油少许。将莲藕洗净去皮切片，荷兰豆择净备用。锅中放入橄榄油，加藕片、荷兰豆、姜末及酱油少许，翻炒至熟，即可食用。

小贴士

莲藕性寒，且含有大量粗纤维，体质虚寒、腹泻者以及孕产妇不宜多食。

🥭 水果及干果类

在各类食物中，新鲜水果是人体摄入维生素 C 的主要来源之一。水果中丰富的柠檬酸、苹果酸等有机酸，以及大量纤维素，可促进消化液分泌，促进食欲；水果中含有的多种微量元素和矿物质又使其具有降血压、减缓衰老、减肥瘦身、明目、抗癌、降低胆固醇等多种保健作用。需要说明的是，新鲜水果的浆汁中含有大量的果糖，而果糖对血糖代谢影响不大，可以有效降低血糖波动。这是因为果糖在代谢过程中是不需要胰岛素参与的，进入血液后即使在无胰岛素的情况下也能迅速转化为肝糖原，参与代谢。所以，适时适量地选择合适的水果进食，对糖尿病是可以起到辅助治疗作用的。但并不是水果中所含的糖分都是果糖，大部分水果也同时含有蔗糖，有些蔗糖的含量还很高。故对糖尿病患者来说，选择水果的种类和控制食入的量是十分重要的。

干果是新鲜水果经过加工而成，维生素含量相对于新鲜水果会大量减少。而正因为经过加工，水分大量减少，则干果中蛋白质、矿物质含量也明显升高。但干果中糖分比新鲜水果要高，所以糖尿病患者还是尽量少吃含糖量高的干果。

无论新鲜水果，还是干果，都要有节制有选择地吃。若吃对了，不仅不会使糖尿病患者血糖升高，还可有效补充人体所需微量元素，甚至对糖尿病高血糖及其并发症还能起到一定的防治效果。那么糖尿病患者要如何选择呢？什么样的果品是可以吃的呢？这就要分析其具体的营养成分及营养特点了。猕猴桃、樱桃、草莓、苹果、柚子、板栗、核桃等还是较为适合糖尿病患者食用的。

猕猴桃

猕猴桃有"水果之王"的美誉。猕猴桃性凉，味酸、甜，可清热和胃，生津止渴。猕猴桃含蛋白质、氨基酸、蛋白酶、维生素 B_1、维生素 C、胡萝卜素以及钙、磷、铁、钠、钾、镁、氯等多种营养成分，还含有其他水果中少见的叶酸、叶黄素、叶绿素、天然肌醇等营养成分。猕猴桃中的天然肌醇对糖类代谢有正效应。猕猴桃还能降低胆固醇和甘油三酯，所含多种抗氧化剂抵抗自由基对人体的侵害，这些对糖尿病患者都有裨益。糖尿病患者每天可吃四两猕猴桃，但在吃过猕猴桃之后就尽量不要再吃其他水果为好。

小贴士

猕猴桃性寒凉，脾胃虚弱、易腹泻者不宜多吃。婴幼儿也要谨慎食用，以免过敏。

猕猴桃中维生素C含量高，容易与奶制品中的蛋白质凝结成块，影响消化吸收，甚至还会出现腹痛、腹泻等，因此吃了猕猴桃尽量不要马上喝牛奶或吃奶制品。

樱桃

樱桃性温，味微酸，有益脾养胃，涩精止泻，生津止渴之功效。樱桃中含有丰富的维生素C及花色素苷，适量食用会提升胰岛素分泌量，降低血糖；所富含的果酸，能促进食欲，增进消化，清肠排毒，延缓餐后血糖上升。

小贴士

樱桃性温，多吃容易上火，热性病患者也要少吃。

樱桃容易受农药污染，食用前要仔细清洗掉残留农药。

草莓

草莓又称红莓，性味甘、凉，入脾、胃、肺经，有润肺生津，健脾和胃，利尿消肿，解热祛暑之功效。草莓中丰富的维生素C可以预防坏血病，对动脉硬化、冠心病、心绞痛、脑出血、高血压、高血脂等，都有积极的预防作用。所含的果胶及纤维素，可促进胃肠蠕动，改善便秘。在水果中草莓所含碳水化合物和热量较低，血糖指数也不高，较为适合糖尿病患者食用，可以整体调整抗病能力。糖尿病患者吃草莓最好在两餐之间，作为加餐并控制食用量。

小贴士

草莓多有农药污染，正确的清洗方法很重要。在清洗草莓时，先不要去叶头，全部放入清水中浸泡 10 分钟，再取出除去叶头，重新放入干净的盐水中浸泡 10 分钟，用清水冲洗干净即可，尽量不用清洁剂。

草莓性凉，痰湿内盛、肠滑便泻者不宜多吃。

苹果

苹果性平，味甘、微酸，有生津止渴，清热除烦，健胃消食之功效。对糖尿病患者而言，苹果中大量的纤维素可延缓糖类吸收，延缓血糖上升速度。所含胶质和微量元素铬能保持血糖的稳定，还能有效地降低胆固醇。另外，苹果皮中含有丰富的抗氧化成分及生物活性物质，吃苹果皮对人体健康是有益的。

小贴士

苹果容易腐蚀牙齿，所以吃完苹果后，一定要记得刷牙漱口。

苹果中含大量粗纤维和有机酸，会刺激肠壁，因此溃疡性结肠炎病人宜少食苹果。

柚子

柚子味甘、酸，性凉，有生津止渴、健脾和胃之功效。柚中含有大量的维生素 C，能降低血液中的胆固醇。柚子的果胶不仅可降低低密度脂蛋白水平，而且可以减少动脉壁的损坏程度。柚子还含有生理活性物质柚苷，可降低血液的黏滞度，减少血栓形成，对脑血管疾病如脑血栓等有较好预防作用。新鲜的柚子肉中含有作用类似于胰岛素的成分铬，能降低血糖。

小贴士

柚子性寒，脾胃虚寒的人不宜多吃。

🥜 核桃

核桃味甘、性温，入肺、肾、大肠经，有温肺定喘、润肠通便、补肾固精之功效。核桃中丰富的镁、锌可协助胰岛分泌胰岛素，健全胰岛功能，减低血糖，对糖尿病患者有益。但是核桃的热量及油脂含量都很高，糖尿病患者除了要控制食入量，还建议将核桃切碎后拌入沙拉中食用，也可搭配蔬菜、水果打成汤，其营养元素更能被人体充分吸收。

小贴士

核桃性温，多吃容易上火，热性病患者尽量少吃。

吃核桃时尽量避免喝茶，以免营养成分流失。

核桃不宜与豆类及豆制品同吃，以免引起腹胀、消化不良等不适症状。

🥜 板栗

板栗，有"干果之王"的美称。其性温，味甘，有补脾健胃、补肾强筋、活血止血之功效。板栗中富含蛋白质及糖类，与其他干果相比，脂肪含量相对较少，适合肥胖的人吃。所含 B 族维生素及丰富的维生素 C 和钾，能帮助糖类分解，促进糖类代谢，进而可维持血糖稳定。另外，板栗中丰富的膳食纤维、淀粉酶抑制剂可缓解肠胃吸收糖分的速度，间接控制血糖。但是板栗中淀粉含量高，尤其是糖炒栗子，糖含量过高，糖尿病患者慎食，如果要吃则必须特别节制分量。

小贴士

板栗一次不能吃太多，容易引起腹胀。消化功能不好的人少吃板栗为好。

二、糖尿病患者不宜吃的食物

众所周知，糖尿病患者的饮食必须得到控制，除了量的控制，某些不利于血糖稳定的食物要少吃甚至不吃。那么，什么样的食品是糖尿病患者不能吃的，或是不宜吃的呢？在下文中将简单介绍一些糖尿病患者不宜吃的食物，提醒人们注意。

高糖食品类

高糖类食品富含容易被人体吸收的糖分，吃后能迅速升高血糖，包括巧克力、红糖、红枣、葡萄、柿子、蜜饯、水果罐头、汽水、冰淇淋、甜饼干、蛋糕、果酱以及糖制的各种糕点等。比如：红糖中多是蔗糖类双糖，其进入肠道后会很快水解为葡萄糖和果糖，被人体迅速吸收，从而造成糖尿病患者血糖迅速升高。红枣所含的热量和糖分都很高，尤其是干红枣，因水分流失，糖分含量更高，而其口味香甜，又使人不知不觉就吃多了。葡萄、柿子含有大量葡萄糖、果糖、蔗糖、木糖等，又以葡萄糖为主，吃了之后，在肠道中葡萄糖很快被吸收，这非常不利于糖尿病患者血糖的控制。蜜饯多是用糖或蜂蜜腌制后加工制成的食品，含糖量非常高，糖尿病患者最好不要吃。

高脂高胆固醇食品类

糖尿病患者在病前多有高脂血症、高胆固醇血症，而高血脂、高胆固醇又容易导致糖尿病患者出现各种并发症，因此，糖尿病患者必须限制黄油、奶油、肥肉、鱼子、动物内脏、蛋黄等食品的摄入。比如：猪肝中胆固醇含量很高，食后血中胆固醇会迅速升高，导致甚至加重糖尿病患者的脂质代谢紊乱。另外，猪肝中的磷和钾还会加重糖尿病并发肾病患者的病情。

油炸食品类

油炸是我国传统的食品烹饪方法之一。经过油炸的食品酥软松脆、香气浓郁，能增加人们的食欲。其实油炸食品对人们的健康构成了极大的威胁，尤其对糖尿病患者而言，油炸食品更是毫无益处。油炸食品中含有较多的脂类，热量高，长期食用会导致发胖，甚至脂质代谢紊乱，出现高血糖、高脂血症，加重糖尿病病情。油炸食品中氧化物的含量很高，对机体组织和器官都是很不利的，对糖尿病患者尤甚。因此，糖尿病患者少吃或不吃油炸食品，才是明智之举。

辛辣食品类

辛辣食品包括辣椒、花椒、大蒜、芥末、胡椒、生姜等。在我国很多人都有吃辛辣的习惯，例如南方人爱吃辣椒，北方人爱吃蒜，已经形成了不同地域的菜肴特色。基于糖尿病患者的病情及症状，还是不要贪食辛辣。因辛辣燥湿，容易加重患者体内脱水现象，使口渴等症状更明显，甚至影响内环境平衡，非常不利于糖尿病症状的缓解。

膨化食品类

膨化食品又称挤压食品、喷爆食品、轻便食品等。多以含水分较少的谷类、薯类、豆类等作为主要原料，经过加压、加热处理后使原料本身的体积膨胀，内部的组织结构亦发生了变化，经加工、成型后而制成。由于这类食品的组织结构多孔蓬松，口感香脆、酥甜，往往是孩子们的最爱。但是对于糖尿病患者而言，还是少吃为好。因为此类食品的主料都是脂类和糖类物质，还有精制糖、奶油等添加品，这些都会使患者体内血糖迅速升高，还会增加肾脏负担。因此，糖尿病患者主动远离膨化食品，才是健康上上策。

碳酸饮料类

可乐是最具代表性的一款高热量低营养的碳酸饮料，对人们的健康是非常不利的。尤其对于肥胖和糖尿病患者，或者肾病、冠心病、高血压、高血脂患者都是有百害而无一利的，应努力避免喝此类饮料。从可乐的高热量来源精制糖来看，毫无疑问会迅速升高血糖。可乐中的磷酸、咖啡因会导致人体钙质流失，对于糖尿病并发骨质疏松的患者更是极为不利。而且一次喝太多可乐，释放出的大量二氧化碳会引起腹胀、食欲下降等，导致糖尿病患者的胃肠功能紊乱，尤其冰镇可乐更甚。因此，不仅是糖尿病患者，普通人也是少喝可乐为妙。

酒水类

酒是经粮食或果品发酵、蒸馏而成，主含水和酒精。酒精在人体内产生大量的热能，并导致血中甘油三酯升高，会加重糖尿病患者的脂质代谢紊乱。酒精还会在用胰岛素治疗的糖尿病患者体内抑制肝糖原分解，导致继发性低血糖症。尤其酒精的解毒是在肝脏，糖尿病患者本就肝脏功能不全，再加饮酒更易损伤肝脏。另外，长期饮酒还会加速糖尿病患者血管硬化及高血压的发生。因此，糖尿病患者应禁止饮用烈性白酒。

三、烹饪注意事项

烹饪是人们对食品做加工处理的手段。不同的食物只有经过适当的烹饪，才能色、香、味、形俱佳，不但让人在食用时感到满足，而且能让食物的营养更容易被人体吸收。对于糖尿病患者而言，由于其对饮食有特殊要求，这就要求发挥烹饪的最好效应，避免不利因素，尤其很多烹饪食材、调料和手段是应谨慎使用的。

甜味剂的选择

糖尿病患者以高血糖为主症，不适宜吃含糖高的食品，但是为了提升菜肴美味，吃起来更健康，在烹饪时可以适当加入甜味剂。这类物质不仅不含糖类，而且吃起来还有甜甜的味道，一般不会引起血糖的大波动。目前，市面上较好的甜味剂有甜菊糖、山梨醇、麦芽糖醇等。有人喜欢用木糖醇作甜味剂，其实木糖醇与葡萄糖一样由碳、氢、氧等元素组成，含热量高，吃多了还会引起腹泻。还有人喜欢用糖精作甜味剂，而糖精早就被认为是可能致癌的物质之一。因此，木糖醇和糖精都是不适合作为糖尿病患者甜味剂食用的。

饮食宜清淡少盐

在日常食物烹饪中，加入适量食盐不仅能使饭菜味道鲜美，更是人体日常所需。但若偏嗜咸味，摄入过多食盐或钠，对身体会有诸多不利，可以导致高血压、水肿，甚至心、肾衰竭等。所以，成人的食盐摄入量应以每日 6g 为限，同时也要少吃酱油、味精、腌制食品等。

对糖尿病患者来说，建议烹饪低盐菜肴，尽量做到：①不选用含钠高的食材，诸如各种腌制品。②不选用盐多的烹饪方法，诸如卤、暴腌、做汤等。③可用香、酸、甜味（非糖甜味剂）代替咸、鲜味。④可多选用南瓜、西红柿之类烹饪时用盐较少的食材。

植物油的摄入也要控制

动物油多为脂肪，含热量高，不仅会使糖尿病患者的血糖升高，还会降低体内胰岛素活性，对于控制糖尿病病情不利，因此，人们都知道糖尿病患者要控制动物油的摄入。而在减少动物油摄入的同时，往往就加大了植物油的摄入量。其实，在烹饪食物过程中，植物油也应该控制摄入量。虽然植物油以不饱和脂肪酸为主，但毕竟是脂肪，如果吃得过多，也容易造成总能量的超标，导致体重增加，严重影响血糖的控制。因此，糖尿病患者，尤其是合并高血脂和肥胖的患者，应将植物油控制在每天 25g 以下。

四、糖尿病药膳

《内经》云:"药以祛之,食以随之。"在控制和治疗糖尿病中,饮食治疗不可或缺,而药膳将食物与药物相结合,融中医理念与饮食文化于一体,可谓"寓医于食",更是具有独特的优势。中医认为糖尿病多为阴津亏耗,燥热偏盛,多累及肝、脾(胃)、肾,故药膳多选用能够养肝滋肾、生津护胃的平和药材,与相应食材相搭配,既将药物作为食物,又将食物赋以药用,药借食力,食助药威,二者相辅相成,相得益彰。在保证较高的营养价值的同时,收到辅助调节血糖的食疗效应。下面将给大家介绍一些简易食疗方,以帮助糖尿病患者更好地进行食疗养生,防治并发症。

糖尿病药膳方

地骨皮粥

原料:地骨皮 15g,麦冬 10g,粉葛根 15g,面粉 100g。

制法:取地骨皮、麦冬、粉葛根,加水适量,先用大火煮沸,然后小火煮 20 ～ 30 分钟,去渣取汁,再将面粉加入药汁中调成糊后一同煮制成粥。

功效:清热,生津,止渴。适用于糖尿病患者多饮、身体消瘦等症状突出者。地骨皮味甘,性寒,可清肺肝肾之虚热,止烦渴;粉葛根性味甘寒,清热生津止渴;麦冬味甘微苦,性微寒,可以养肝润肺，益胃生津。

玉竹老鸭汤

原料：老鸭一只，玉竹 30g，北沙参 30g，老姜三片。

制法：老鸭洗干净，斩成块；锅里放冷水，放入鸭肉；煮开后，转小火，撇去浮末，再稍微煮会儿，把浮在表面的油也撇去。加适量料酒，把洗干净的玉竹和沙参还有姜片一起放入。转小火煲两小时，出锅时加盐调味即可。

功效：滋阴清热，益胃生津。尤其适用于出现乏力、气短、自汗、多饮多尿、五心烦热、腰膝酸软等症状的气阴两虚偏阴虚型的糖尿病患者。

注意：感冒发热或肥胖、多痰的痰湿内盛者不宜用。

生津茶饮

原料：石斛、菊花各 6g，麦冬、桑叶各 9g，鲜藕 10 片，荸荠 6 个，鲜芦根 30g。

制法：将以上各药加水煎煮 20 分钟，将汤汁算出代茶饮用。

功效：润燥生津，清热止渴。麦冬、石斛具有滋阴生津之功，而桑叶、菊花可以疏散风热之邪，芦根清热生津，藕片、荸荠清热除烦。适合于出现口舌干燥、渴欲饮水、大便干燥等症状的阴虚燥热型糖尿病患者。

葛根汤圆

原料：葛根粉 200g，白果 10g，鲜百合 50g，盐少量。

制法：将葛根粉碾碎过细筛，置盘中。将白果和百合捣成泥状，加入少量盐做馅，搓成小丸子，放入葛粉中滚一层细粉，置于漏勺内入开水中浸一下，再滚一层葛粉，反复多次，做成葛粉汤圆，放入沸水中煮熟即成。

功效：生津止渴。适用于出现心烦、口渴、多饮以及口干舌燥等症状的糖尿病患者。

沙参麦冬汤

组成：沙参 9g，玉竹 6g，麦冬 9g，生甘草 3g，冬桑叶 4.5g，生扁豆 4.5g，花粉 4.5g。

制法：用水 1L，煮取 400mL，日服二次，每次 200mL。

功用：清养肺胃，生津润燥。方中重用沙参、麦冬以养阴生津，配以玉竹、桑叶、花粉以加强养阴之功，再配合甘草、扁豆来补脾益气。适用于糖尿病肺胃津伤致口渴症状突出的患者。

天花粉散

原料：天花粉、干生地黄各 30g，葛根、麦冬各 15g，五味子 5 克，甘草 10g。

制法：将以上药物研磨为末后，每次取用 9g，加入 100 粒粳米水煎后服用。

功效：清热生津，养阴益肾。适用于口渴多饮，小便频数等症状突出的糖尿病患者。天花粉、生地黄、麦冬、葛根四味合用，可以清热生津止渴。五味子味酸，具有益气生津止渴之功，更能补肾涩精，增加固摄之功。粳米具有健脾补气、养阴生津之功，配合味甘性平的甘草，健脾运以利津液的输布。

百合枇杷藕羹

原料：鲜百合 30g，枇杷 30g，鲜藕 10g。

制法：枇杷去核备用，藕洗净切片，将枇杷、藕片与百合放入锅中加水大火煮沸，然后小火将食材煮至熟软即成。

功效：清热止渴，滋养肺胃，清心安神。枇杷清胃润肺，百合养阴润肺，并可清心安神，尤其适用于糖尿病患者见心烦、失眠等症状。

🦶 解渴饮子

原料：人参、黄芪、麦冬、干葛根、枇杷叶、炙甘草各 10g，乌梅肉、生姜各 5g。

制法：将上述药材研碎后，加水进行煎煮，煎好后去渣取汁，代茶饮。

功效：益气生津，除烦止渴。人参、黄芪补气生津，麦冬、葛根清热生津，甘草配乌梅以酸甘化阴，总起生津润燥的功效。适合于糖尿病而见口渴、多饮等症状突出者。

🦶 五豆饮

原料：红豆 10g，绿豆 10g，黑豆 10g，黄豆 10g，白扁豆 10g，葛根 10g，甘草 3g。

制法：将五种豆放入凉水中浸泡 6 小时，将葛根、甘草分别用纱布包好。将泡好的五豆及葛根包、甘草包共同放入锅中，加适量清水，煮 2 小时，待到豆子煮烂后算出豆汤，代茶饮。

功效：清热生津，利水解毒。黑豆活血利水，解毒；绿豆清热解毒利水，红豆利水解毒，黄豆益气健脾，白扁豆健脾化湿，葛根生津止渴。适合燥热口干、口渴多饮又有湿邪停滞或见足踝浮肿的糖尿病患者服用。

🦶 断渴汤

原料：乌梅肉 6g，麦门冬、人参、甘草、茯苓、干葛各 3g。

制法：将上述各味药放入锅中，加入清水适量，煎煮后去渣取汁，代茶饮。

功效：适于糖尿病气阴两虚有口渴、乏力、不思饮食等症状的患者。乌梅与甘草相配，酸甘化阴，补养阴液。人参、茯苓健脾补气。麦冬、葛根清热生津止渴。

🦶 二冬汤

原料： 天冬 6g，麦冬 9g，花粉、知母、荷叶各 3g，甘草、人参各 1.5g。

制法： 上几味加水煎煮 30 分钟，取其汁代茶饮，每日一剂。

功效： 养阴润肺，清热止渴。适用于热盛津伤，肺热较盛，口渴多饮，小便色黄的糖尿病患者。天冬、麦冬、花粉可以润肺养阴，益胃生津；知母、荷叶清肺胃之热；甘草、人参则健脾补气生津。

🦶 玉壶茶

原料： 人参 3g，天花粉 6g，麦门冬 9g。

制法： 取上三味捣碎，以沸水冲泡，闷盖 20 分钟，代茶饮。

功效： 益气生津，降糖止渴。适于气阴两虚偏气虚而见乏力、脉虚等症状的糖尿病患者。人参大补脾肺之气而生津。麦冬益胃生津、清心除烦，天花粉则有清热生津止渴之功。

🦶 葛根花粉粥

原料： 葛根、天花粉各 15g，粳米 100g。

制法： 先将葛根、天花粉用温水浸泡 20 分钟，然后煎煮 30 分钟，去渣取汁，将粳米加入其中一同熬粥。

功效： 生津止渴，适用于糖尿病患者口渴症状明显者。天花粉味苦性寒，葛根甘寒清热，二者均具有清热生津的功效，配以健脾补气的粳米，共奏健脾生津、清热止渴之功。

🦶 麦冬竹叶粥

原料： 麦冬 10g，炙甘草 10g，竹叶 10g，粳米 100g。

制法： 先将麦门冬、炙甘草、淡竹叶一同放入锅中煎水，煎好后去渣取汁，然后加入粳米于汁内一同煮粥。

功效：益气和胃。适用于糖尿病患者气阴两虚，脾运不健而见口渴、气短乏力、不思纳食等症。麦冬可以益胃生津，清心除烦，竹叶清热除烦，生津利尿，同用可增加生津除烦之功效。甘草、粳米补益脾气。

玉竹乌梅茶

原料：沙参 9g，玉竹 9g，麦冬 9g，石斛 9g，乌梅 5 枚。

制法：以上药物打碎，加水煮沸后小火煮 30 分钟，将药渣滤出，药汁代茶饮，口渴即服用。

功效：养阴润燥，益胃生津。沙参、玉竹、麦冬、石斛均为养肺胃之阴的佳品，乌梅味酸，生津。对于出现口干、口渴、多饮等属阴虚燥热型的糖尿病患者尤宜。

鲜芦根粥

原料：鲜芦根 30g，桔梗 5g，粳米 100g。

制法：先将芦根、桔梗加水煎煮 20 分钟，取其汁液，再加入粳米 100g，煮粥食之。

功效：清热除烦，生津止渴。清肺胃之热，养肺胃之阴。适合症见口渴多饮、心烦失眠、舌红、脉细数等属阴虚内热的糖尿病患者。

莲子猪胰汤

原料：猪胰 1 个，去芯莲子 40 颗，盐、姜丝适量。

制法：猪胰洗净，莲子浸泡，将浸泡后的莲子连同猪胰一起加水煮熟。然后加入盐、姜丝再稍煮一会儿即可。

功效：健脾益气补虚，适用于糖尿病伴有脾胃虚弱，不思饮食，神疲乏力者。猪胰具有补虚损、健脾胃的功效，并可促进胰岛细胞的活性，莲子具有健脾益肾的功效。

苦瓜蚌肉汤

原料：苦瓜 100g，河蚌 150g，盐、小葱、香油适量。

制法：苦瓜切片，蚌肉切丁，将蚌肉丁放入锅中，煮至半熟，然后再放入苦瓜，待汤煮沸后加入盐、小葱、香油调味。

功效：清胃热，养胃阴，明目。苦瓜味苦而清热，蚌肉味咸滋养肝肾之阴。适用于糖尿病胃热津伤者，多饮多食易饥者，还可辅助治疗糖尿病视物不清。

山药薏米粥

原料：薏苡仁 30g，鲜淮山药 60g。

制法：山药去皮切段，将薏苡仁与山药放入锅中煮至烂熟成粥即可。

功效：健脾利水，补肺益肾。薏米、山药为药食两用之佳品。山药善补肺脾肾三脏之气，可治疗糖尿病小便频数；薏米淡渗利湿，健脾气。本方适用于糖尿病兼有脾运不健，食欲不振或食后消化不良的患者。

枸杞鸡汤

原料：枸杞子 15g，母鸡 1 只，料酒、姜、葱、盐各适量。

制法：母鸡去皮、毛、内脏，洗净，切块。将鸡肉放入锅中，加水、料酒煮开，再加入枸杞、姜、葱、盐等煮至鸡肉熟透即成。

功效：补益肝肾，健脾益气。鸡肉益气健脾，枸杞养肝补肾，鸡肉与枸杞同煮共奏健脾养肝益肾之效。可用于糖尿病肝脾肾亏虚而见多饮多尿、面色苍白、神疲气短、腰膝酸软、脉弱等症状的患者。

清蒸茶鲫鱼

原料：鲫鱼 1 条，绿茶 10g，盐、黄酒各适量。

制法：将鲫鱼去鳃、内脏，留下鱼鳞，将绿茶装入鲫鱼腹内，放盘中，加盐、黄酒，上蒸锅清蒸熟透即可。

功效：清热止渴，补虚利湿。适用于阴虚燥热夹湿而见口渴多饮、心中烦热、手脚心发热、夜间汗出较多，兼见食欲不振、痰多色白等症状的糖尿病患者。

葛根粉粥

原料：葛根粉 30g，粳米 50g。

制法：将葛根粉与粳米共同熬制成粥以服用。

功效：适用于老年糖尿病患者。葛根性味甘凉，有清热生津之功效。粳米具有健脾补气、养阴生津之功。

萝卜炖鲍鱼

原料：鲍鱼干 30g，萝卜 250g，精盐、味精、麻油各适量。

制法：将鲍鱼干用热水浸泡，发好后洗去泥沙，切块，萝卜洗净切段，将鲍鱼放入锅中加水大火煮沸，然后放入萝卜条，煮至熟烂，再放入盐、味精，淋上香油即可。

功效：补肝肾，养阴清热，明目。鲍鱼为血肉有情之品，甘咸养阴清热，可补肝肾之阴，平肝明目。证属肝肾阴虚，症见潮热盗汗、腰膝酸软以及目干目涩的糖尿病眼病的患者适用此方。

枸杞叶粥

原料：鲜枸杞叶 50g，糯米 50g。

制法：枸杞叶洗净，加水 300mL 大火煮沸，改至小火煮至 200mL 时捞出枸杞叶，加糯米，再添加适量水，待米煮成粥即成。

功效：养阴补肾，益精明目。适用于糖尿病肾阴亏损症见潮热盗汗、视物不清的患者。

枸杞炖兔肉

原料：兔子一只，枸杞 15g，姜、料酒、葱、盐适量。

制法：兔子去皮、毛、内脏，洗净，切块，加入姜、葱、料酒腌制。待兔肉入味后，将其与枸杞一同放入锅内加水适量，大火煮沸，后改至小火，待兔肉将熟，再加盐适量炖至肉熟即成。

功效：益气健脾，补肾明目。兔肉甘凉，可补中益气健脾，枸杞补肝肾，明目。适用于糖尿病肾阴亏耗见五心烦热、两目干涩的患者。

海参猪胰蛋汤

原料：猪胰 1 个，海参 2 个，盐、酱油适量。

制法：提前将海参泡发，猪胰和发好的海参切片，放入锅中，加水小火煨炖，煮至猪胰、海参烂熟，加入酱油、盐调味。

功效：益精填髓，养阴清热。适用于糖尿病证属肝肾阴虚而见心烦、手足心热等症状者。

五味枸杞饮

原料：醋炙五味子、枸杞子各 10g。

制法：枸杞、五味子洗净，放入锅中加水大火煮沸后调至小火煎煮 20 分钟，去渣取汁，代茶饮。

功效：补益肝肾，生津润燥。可用于肝肾阴虚引起的耳聋耳鸣、视物不清、腰腿疼痛的糖尿病患者。枸杞子性味甘平，能滋补肝肾之阴液。五味子滋肾生津，敛汗涩精。

麻雀药粥

原料：麻雀 5 只，菟丝子 20g，覆盆子 15g，枸杞子 15g，粳米 100g，葱白、生姜、细盐少许。

制法：麻雀去毛及内脏，洗净后用酒炒。然后将菟丝子、覆盆子、枸杞子用纱布包好与麻雀、粳米一同放入锅中，加入清水适量，大火烧开，小火煨至肉熟米烂为止，加入葱白、生姜、细盐调味即成。

功效：益精温阳，缩尿止遗。麻雀有补肾壮阳之功，菟丝子性辛、甘，为平补阴阳之品，可补肾阳，益肾精，枸杞、覆盆子补肾阴，共成补肾中之阴阳的佳品。适合糖尿病肾阴阳两虚伴腰酸腿软，小便清冷，甚至遗尿的患者。

地黄粥

原料：干地黄 30g，粳米 50g。

制法：先煎煮地黄，然后用地黄的煎液加粳米煮成粥即可。

功效：适用于口干多饮、乏力、手足心热、便秘、腰膝酸软等中医辨证为气阴两虚而阴虚为主的糖尿病患者。生地黄性味甘、寒，具有养阴生津之功，粳米具有健脾补气的作用，两者相配，起到益气养阴的作用。

山药粥

原料：生山药 60g，大米 60g。

制法：将山药洗净，去皮切块或片。加入大米后一同熬制成粥食用。

功效：益气健脾补肾。适用于糖尿病伴有脾肾气虚而见气短乏力、腰腿疼痛等症状者。

山萸肉粥

原料：山萸肉 10g，山药 30g，粳米 100g。

制法：将山萸肉、山药用冷水冲洗干净，取锅加入冷水、山萸肉、山药、粳米，先用旺火煮沸，再改用小火煮至粥成，即可盛起食用。

功效：补肝脾肾，收敛固涩。尤宜于肾虚不固，腰酸耳鸣，遗尿尿频的老年性糖尿病患者。

糖尿病并发症药膳方

赤小豆鲫鱼汤

原料：赤小豆 90g，鲫鱼 1 条。

制法：鲫鱼去鳞、头、内脏，洗净后备用。赤小豆放入锅中加水煮至五成熟，加入鲤鱼煮至熟烂即成。

功效：健脾益气，利水消肿。赤小豆和鲫鱼都有利水消肿之功，可辅助治疗糖尿病肾病引起的水肿，另外赤小豆亦可解毒，对于糖尿病皮肤瘙痒亦有效果。

黄芪鲤鱼汤

原料：鲤鱼 1 条，生黄芪 30g，赤小豆 30g，茯苓 30g，冬瓜皮 30g，陈皮 10g，砂仁 10g。

制法：鲤鱼去鳞及内脏，洗净，其他药材洗净后用纱布包好，与鲤鱼一起放入锅中加水大火煮沸后改为小火炖煮 1 个小时，去掉药包，加入葱、姜及少许精盐调味即成。

功效：健脾益气，利水消肿。适合糖尿病伴水肿患者。鲤鱼能健脾利水，加入赤小豆、茯苓、冬瓜更增健脾之功。黄芪补肺气，开水之上源，通调水道，少佐陈皮、砂仁行气健脾。

冬瓜鸭粥

原料：粳米 100g，冬瓜 100g，鸭肉 100g，鲜香菇 50g，陈皮 3g，葱、姜、精盐少许。

制法：鸭肉、冬瓜切块，香菇去蒂切片，葱、姜切丝。粳米浸泡 30 分钟后，放入锅中，加水大火煮沸后将香菇片、冬瓜块、陈皮一同放入，改用小火炖煮。鸭肉块在另一锅中煎至爆香后，放入粥中一同熬煮，出锅前加入葱姜丝再焖煮一会儿，加少许精盐调味即成。

功效：益气健脾，利尿消肿。适用于糖尿病伴有水肿患者。

梅花汤

原料：糯米、桑白皮各 50g。

制法：将糯米炒膨胀后与桑白皮一同加水一大碗，煮至水减半后去渣取汁饮用。

功效：健脾益气，利水消肿。适合糖尿病患者伴有水肿症状者。桑白皮味甘性寒，可以利尿消肿，现代药理研究证明具有很好的降血糖作用。配以健脾补气的粳米，可以起到健脾益气、降低血糖、利水消肿之功。

玉米须茶

原料：玉米须 50g。

制法：玉米须洗净，放入锅中加水煮 60 分钟，将玉米须水算出，代茶频服。

功效：利水消肿。玉米须味甘性平，淡渗利湿，为治疗水肿之佳品。现代研究表明玉米须对糖尿病的治疗亦有效果，因此适合糖尿病患者及糖尿病并发肾病水肿的患者服用。

冬瓜薏米汤

原料：冬瓜 200g，薏米 30g。

制法：冬瓜（不去皮）洗净，切块，薏米洗净。先将薏米放入锅中加水大火煮沸后改为小火煮至米开花，再将冬瓜放入，煮至冬瓜熟即可。

功效：清热生津，利水消肿，解毒。冬瓜与薏米均为药食两用之佳品，冬瓜甘淡利水，冬瓜皮的利水作用更胜于冬瓜瓤，因此对水肿患者应带皮食用。另外，冬瓜皮具有清热解毒之功，薏米更有排脓消痈之功，所以对于糖尿病伴有水肿或皮肤疖肿者效果颇佳。

芹菜粥

原料：芹菜 60g，粳米 100g。

制法：将芹菜洗净切碎后与粳米一同入锅中煮制成粥即可。

功效：适用于糖尿病并发高血压者。芹菜味甘性凉，具有清热平肝的功效。

枸杞决明汤

原料：人参 15g，牛膝 9g，枸杞子 15g，决明子 9g。

制法：以上药物洗净，放入锅中加清水适量，大火煮沸，改为小火煮 1 小时，算出汤汁，代茶饮。

功效：补益肝肾，益气养阴明目。人参益气生津，枸杞子、决明子均有明目功效，牛膝活血通经，使眼目血脉通畅，血荣于目。适用于糖尿病肝肾不足，两目干涩，视物昏花的患者。

枸杞明目汤

原料：枸杞 20g，鸡肝 100g，料酒、姜汁、食盐、味精、淀粉、清汤适量。

制法：鸡肝用淀粉、料酒、姜汁、食盐腌制，将腌好的鸡肝与枸杞放锅中，加水炖煮，待鸡肝熟后撇去上沫即成。

功效：补益肝肾，养血明目。枸杞补肝肾明目，鸡肝养肝养血明目。适用于糖尿病并发眼病患者。

枸杞子粥

原料：枸杞子 15g，粳米 50g。

制法：枸杞子、粳米放入锅中加水同煮，待粳米熟烂成粥即可。

功效：补益肝肾，明目。适用于糖尿病肝肾阴虚不能上荣于目所致视力减退、视物昏花的患者。

枸杞菊花茶

原料：枸杞子 10g，白菊花 10g。

制法：沸水冲泡，代茶饮。

功效：补益肝肾明目。适用于糖尿病伴有眼疾的患者。

菠菜粥

原料：菠菜 100g，粳米 50g。

制法：将菠菜洗净切碎后用沸水焯一下，粳米煮至将熟时，把焯好的菠菜放入，一同熬制成粥。

功效：适用于伴有高血压、习惯性便秘等症状的糖尿病患者服用。

黑豆丹参饮

原料：黑豆 30g，丹参 10g。

制法：将黑豆用清水泡 6 个小时，然后将黑豆与丹参一同放入锅中，加清水适量，大火煮沸，改为小火煮至黑豆熟烂为止。将汤汁算出，代茶饮。

功效：活血通络，消肿止痛。丹参活血化瘀，善通络脉，黑豆活血利水，丹参与黑豆同用，有通利血脉之功。另外黑豆还有解毒之功效，对于糖尿病下肢血脉瘀滞化热产生的热毒有一定疗效。

黄芪川芎兔肉汤

原料：兔肉 250g，黄芪 60g，川芎 10g，生姜片 5g，精盐 3g。

制法：兔子去皮、毛、内脏，切块，用开水焯一下，备用。黄芪、川芎洗净，将兔肉、黄芪、川芎、姜片放入锅中，加适量清水煮至兔肉熟烂后，加入精盐调味即可。

功效：行气活血，通络止痛。川芎辛温，能行气活血通络，为血中之气药。黄芪补脾肺之气，托毒生肌。适合糖尿病下肢气血不通，疮疡，疮口难收者服用。

丹皮百合汤

原料：百合 20g，牡丹皮 10g。

制法：将材料洗净，百合先煮 10 分钟，再放入丹皮煮 20 分钟，算出药汁，代茶饮用。

功效：清热止痛，凉血活血。丹皮有凉血活血祛瘀之效，可治疗糖尿病患者下肢血行不畅，瘀热内蕴而形成的疮疡肿毒。

山楂木耳汤

原料：黑木耳 50g，生山楂 20g。

制法：首先把事先泡好的黑木耳洗去渣滓，择净。然后把黑木耳、山楂放进砂锅里，再在砂锅中加入 500mL 清水，接下来用中火煮约 20 分钟，加少量蜂蜜调味。

功效：养阴活血，祛瘀通便。适用于糖尿病并发微血管病变，或高血脂、高血压及便秘的患者。

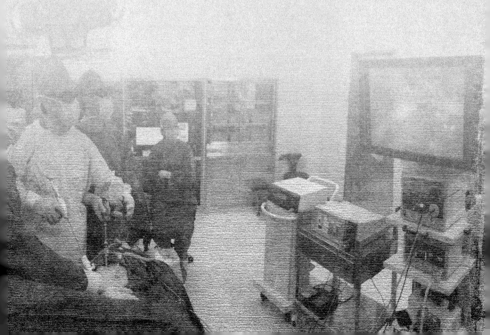

第五场景 起居室

——糖尿病患者如何安排日常生活

糖尿病患者日常生活起居是否合理与糖尿病的发生、发展及愈后有着十分密切的关系。正确的生活方式对糖尿病患者非常重要，能够提高药物或者其他疗法的治疗效果。人的生命活动是有规律、有周期的。糖尿病患者什么时候吃饭，什么时候打针吃药，什么时候休息，什么时候活动，这些都应该有一定的规律，随便打乱这种规律，势必造成血糖的波动，进而影响病情的控制。由于每个人的居处环境、体质特点、生活习惯、工作情况等的差异，所以，糖尿病患者可根据自己的实际情况，合理安排日常生活，制订出一份适合自己的、切实可行的生活计划并认真执行，就是指按照客观实际规律安排日常起居，让吃饭、工作、学习、娱乐、锻炼等规范化，建立起良好的生活习惯，长久坚持。

一、糖尿病患者的作息时间

⊕ 糖尿病患者为什么要安排有规律的作息时间

糖尿病发病之后，患者的起居对糖尿病的发展预后有着很大的影响。因此，保持有规律的作息对糖尿病患者很重要。糖尿病患者宜早睡，因为熬夜会破坏体内生物钟，干扰正常代谢活动，使肾上腺素及去甲肾上腺素分泌增多，血糖增高，引起机体抵抗力降低等。有规律的作息时间，有利于维护中枢神经和自主神经系统的正常功能，保持大脑的健康，使人体新陈代谢正常，内环境稳定，可以减少糖尿病的发生或者减轻糖尿病的症状。有规律的作息时间，对诸如自主神经功能紊乱、胃肠自主神经紊乱、末梢神经炎、视力下降等糖尿病并发症也有积极的治疗作用。

⊕ 糖尿病患者应养成怎样的作息习惯

有规律的生活对长期稳定控制血糖及防治并发症有很重要的作用，因此，糖尿病患者应保持以下这些良好的作息习惯：

三餐定时、定量：进餐时间规律，饮食要营养均衡。

体育活动定时、定量：每日三餐后定时锻炼，保持合适的运动量。

睡眠定时、定量：每日按时起床、睡觉，保证充足的睡眠。

安排适宜且规律的工作和学习时间。

保持体重，肥胖者应有计划地减肥。

保持情绪稳定，保持身体清洁。

保持规律、正常的大小便。

戒除烟酒等不良嗜好。

按时用药。

定期上医院复查等等。

如果因外出开会、旅游、节假日等扰乱了正常的作息规律，须随之调整饮食和用药，以保证身体维持在平衡状态。

糖尿病患者为何要有规律的睡眠

睡眠是一种生理需要。通过高质量的睡眠，可以调节阴阳平衡、消除疲劳、恢复精神。一般来说，人的一生中 1/3 时间是在睡眠中度过的，充足良好的睡眠是身心健康的重要保障因素之一。同时，合理充足的睡眠时间有助于大脑的休整、有助于身体能量的聚积，更是身体健康的保证。对于糖尿病患者来说，合理而充足的睡眠对于内分泌代谢的自稳调节尤为重要。

如何安静进入睡眠状态

晚饭后不应立即就寝，晚餐和睡眠之间要间隔一段时间，因为饭后迷走神经活动增强，而迷走神经的兴奋会抑制心跳，甚至会出现心搏骤停现象，这对糖尿病合并心脏病的患者有很大的潜在危险。晚上进食、喝水都不要太多，因为胃中饱胀容易使睡眠不安。洗漱之后，可以盘腿或者平坐于椅子上或者双腿盘坐于床上，两手叠放，唇微合，舌抵上腭，双目微闭，放松全身肌肉，呼吸畅然，逐渐入静，意守丹田，这样做的目的是使人的思维由兴奋转入平静，并逐渐进入一种似睡非睡、若有若无的状态，令心神松弛下来。此外，睡眠前不得多说话，激烈争吵、恼怒、思虑、悲愤等情感或唱歌跳舞，都会影响入睡。睡前还可用温水泡脚，推拿足心涌泉穴。要想美美地睡个好觉，应远离刺激物，喝咖啡尽量在早上，晚上不吃有刺激性的食物，如巧克力、含咖啡因的苏打水和茶，这些东西会延迟睡眠时间并且影响睡眠质量。另外在睡觉前不要看书，房间灯不宜过亮，不要饥饿时入睡。每天起床之后，最好做一些室外活动，如慢跑、舞剑、体操、打拳等，这些活动使人头脑清醒、精神振奋，不仅可以使人以饱满的精神投入到学习与工作中去，而且对于晚上的睡眠也有好处。

快速入睡的小技巧有哪些

饮食对睡眠的影响：色氨酸是人体必需的氨基酸，早饭摄取夜间就会转化成褪黑激素，引发睡意，帮助入眠。香蕉富含色氨酸，早饭时吃一根，补充营养，又助眠。牛奶等乳制品、豆浆等豆制品以及肉类均富含色氨酸，早饭可以酌情食用。睡前 3 小时不能再吃东西，否则入睡后消化系统还在工作，会影响睡眠。平时可以经常吃点虾、贝类或海鱼，它们富含虾青素，抗氧化能力强，对褪黑激素有保护作用，有助入眠。

晚上泡澡可以升高体温、放松肌肉，建议在睡觉前 1 ～ 2 小时泡澡，睡觉时体温刚好下降，带来浓浓睡意。但要注意水温不宜过高，以 38℃ ～ 40℃为宜。洗 20 分钟左右即可，也可以先淋浴 10 分钟，再洗头 5 分钟，最后泡澡 5 分钟，效果一样好。泡澡时可以在水里放几滴有安神效果的植物精油，更有助于睡眠。

节假日休息更重要，很多人工作日忙碌不堪，一到周末、节假日就蒙头大睡，认为这样能补觉。其实，这种习惯容易打乱人体生物钟节奏，效果适得其反。这也是节假日过后，人们常常无精打采的原因之一。所以，节假日尽量按平时的作息时间起床、吃饭，以保持体内生物钟的节律。如果白天精神不好，可以通过午睡来补救，时间以 30 分钟左右为宜，尽量不要超过 1 个小时，否则反而会影响夜间的睡眠。

如何合理安排睡眠时间

睡眠时间存在着明显个体差异，但总以醒来全身舒适、疲劳消除、精力恢复为准。合理的睡眠要根据季节进行有规律的调节：春夏宜晚睡早起，秋时宜早睡早起，冬日宜早睡晚起，必要时可以通过午睡、闭目养神等弥补有效睡眠时间的不足。

中医古典医籍《黄帝内经》云："阳气尽阴气盛则瞑；阴气尽而阳气盛则寤。"就是说，随着天地阴阳消长的变化，在阳消阴长的夜间就应该闭上眼睛睡觉（寐）；在阴消阳长的白昼就应该睁开眼睛活动（寤）。一般每人每天的睡眠时间应在 7 ～ 8 小时之间，夜间睡 7 小时左右，中午另加 30 分钟到 1 小时午睡时间。对糖尿病患者来说，尤其要制订合理的休息计划，保证充足的睡眠时间，应尽量相对固定地安排每天的起床与睡觉时间。有规律的定时起床和定时睡觉有助于提高睡眠质量，有利于内分泌代谢的调节。糖尿病患者不宜熬夜，更不适宜夜间工作。晚间就寝不要太迟，以 22 时前就寝为好。

什么样的环境适合良好睡眠

要想获得好的睡眠，必须有一个舒适安静的环境。室内光线宜暗淡，使环境宁谧。卧室要通风透气，夏季要保持凉爽，冬季要保持温暖。房间内以不安装空调设备为宜，因为用空调后室内空气温度或者湿度改变，会使糖尿病患者感到口渴不适、神倦乏力、头昏眩晕。良好的睡眠与枕头高低和软硬程度也有很大的关系，枕头过高过硬不好，而枕头过软过低，头部过于下陷也会影响睡眠。有些放入适量天然药物的保健枕头还有一定的保健治疗作用。睡眠时，既要注意紧闭门窗会使空气混浊，这对人体健康不利，要适当开窗换气使空气流通以保证卧室的空气尽可能的清新，又要避免睡着后感受风寒，切忌卧处当风。

睡懒觉有什么坏处

睡懒觉使大脑皮层抑制时间过长，天长日久，扰乱机体的生物节律，使人懒散，产生惰性，同时对肌肉、关节和泌尿系统也不利。还可引起一定程度的大脑功能障碍，导致理解力和记忆力减退，还会使免疫功能下降。另外，由于夜间关闭门窗睡觉，早晨室内空气混浊，恋床很容易造成感冒、咳嗽等呼吸系统疾病的发生。因此，坚持早起，到室外呼吸新鲜的空气，对身体益处多多。

睡午觉有什么好处

适当午睡对于减轻身心疲惫，提高学习工作效率非常有益。午睡不在于时间长短，关键在于质量。建议平躺在床上四肢伸展，使得血液循环至脑部以缓解因大脑供血不足而产生的疲惫感。不宜趴在桌上，这种姿势不仅使呼吸受限，同时也使颈部和腰部的肌肉紧张，易患慢性颈肩病。有研究表明，午睡半小时，可以胜过晚间睡眠 2 小时给身体带来的轻松感。

熬夜会带来哪些害处

如果长期熬夜，打乱了人体的生理节律，不仅会影响人体的内分泌代谢的正常调节，更会慢慢地出现失眠、健忘、易怒、焦虑不安等精神症状。过度熬夜会使人体的神经系统功能紊乱，机体的组织器官得不到规律的轮值休息，势必造成体内主要器官和系统的功能失衡，而发生一系列功能失调的状态，如心律不齐、内分泌失调等，严重的还可导致全身的应激状态和免疫功能的下降，使感染疾病的概率相应提高。

合理安排好睡眠对糖尿病患者有百利而无一害，因此，一定要养成良好的生活习惯，做到起居合理，寤寐有常。古今中外养生家以及长寿者，都有一套完整而适合自己具体情况的起居养生措施和生活习惯。

二、糖尿病患者的四季调养

对于糖尿病患者而言，不同季节的调养虽各有侧重，但情绪调节则始终居于首位。这是因为糖尿病患者在情绪波动时，肾上腺大量地分泌肾上腺素，刺激肝糖原释放，同时又抑制胰岛素分泌，而使血糖上升。正常人情绪波动时，由于胰岛能够释放足够的胰岛素来缓和血糖的升高，一般不会出现长时间血糖过高的情况，糖尿病患者不一样，由于胰岛功能的减弱，高血糖一时不能复原，迫使胰岛加紧释放胰岛素，造成腺体负荷的加重而使日后释放胰岛素更为困难，如此恶性循环，最终会导致胰岛功能衰竭，胰岛素分泌越发不足，病情进一步恶化。因此，始终保持乐观、平和的心态，喜怒哀乐不过极，对糖尿病患者来说是至关重要的。

春季阳光明媚、风和日丽，是万物生发的温暖季节，天地之气和人体之气均处在向上向外的生发状态，此时应该顺其自然地多到郊外踏青散心，赏花看柳、临溪戏水或登高望远，陶冶性情，使自己精神情绪与春季大自然的生发之气相适应，以达到疏泄肝气使肝气条达的目的。

夏季炎热的天气容易使人焦躁不安。情绪不稳、睡眠不佳都可能会影响代谢，使血糖升高。所以在夏日炎炎之际，面对酷暑，糖尿病患者首先要静心安神，尽量不急不怒，保持宽容平和的心理状态。

秋季天高气爽，其气清肃下降，万物收敛。此时应顺应收敛下降之秋气，宁神静气，收敛心志。可以和家人一道登高远眺，观赏美景，使心旷神怡，情绪稳定。也可静思收获之喜悦，增加知足常乐的情绪，使神气内敛。

冬季天气严寒，万物闭藏。此时则应该保持情绪稳定向内，使精神内藏，无外其志，以固护阴精和阳气。精气充盛，阳气内藏，阴阳和合，才能有利于血糖的稳定。

除了情志调养以外，糖尿病患者在不同季节还有诸多养生注意事项，下面就让我们一起来学习一下吧！

🍂 春季调养

春天天气渐暖，阳气升发。在春和日丽、万物复苏的同时，也是细菌、病毒等微生物繁殖和传播最旺盛的时候，同时也是疾病多发的季节，一些宿疾、旧病常常在春季复发。我们知道，糖尿病的发病与感染是息息相关的：一方面，高血糖使病毒、细菌更易于繁殖；另一方面，糖尿病患者的免疫力低下，不加注意便会诱发感染。当机体受到病毒感染时，新陈代谢就会加快，对胰岛素的需要量也急剧增加，从而使患者的胰岛素更显匮乏，引起糖代谢紊乱的加剧，使病情恶化或复发。对糖尿病患者来说，春季就像个"关口"，调养不当或未加注意，很容易使血糖升高。所以，糖尿病患者在春季做好保健尤为重要。春天是逐渐阳长阴消的时令，重点要顺养阳气。一方面，糖尿病患者的春季保健应着眼于提高免疫力和慎避虚邪贼风，在乍暖还寒的季节注意适时增减衣服，预防感冒和其他感染性疾病的发生。另一方面，春天主生发，其气通于肝，在春天保持肝气的条达畅顺至关重要。所以春季的养生之道在饮食上以养肝柔肝为主，在情志上要防止情绪波动，戒躁戒怒和忌生闷气，避免肝气不舒和化生肝火。

🦶 糖尿病患者如何做好春季保健

俗话说"春捂秋冻"，就是提醒大家在乍暖还寒的春季要时刻注意保暖，因为许多疾病的发病和降温持续时间的长短密切相关。糖尿病患者抵抗力弱，很容易着凉感冒，一旦引起感染，就会加大血糖控制的难度。降温时一定要"捂"好，而气温升高时则又要随时减衣，只有"捂"得适当才能预防寒气侵袭，不至于诱发疾病。糖尿病患者在春季要积极进行健康指标检查。因为冬天天气寒冷，锻炼减少，再加上过春节时人们过于忙碌，应酬也多，许多糖尿病患者往往管不住嘴，又懒得去医院看病，血糖最容易升高。所以糖尿病患者春季一定要积极去体检，了解自己的身体情况。检查一下糖化血红蛋白，它能反映出一个冬天的平均血糖水平，还可以检查一下血脂的各项指标。在天气转暖的时候，还要经常测量血压。春季控制血糖的关键是要注意控制饮食，应少吃一些含糖量高的食物，可适当多吃一些瘦肉、新鲜蔬菜等富含蛋白质和维生素的食物，并注意均衡补充营养。

如何预防春季传染病

春天细菌病毒易于繁殖，常引起一些传染病流行，糖尿病患者由于特有的高血糖环境及免疫功能降低，更易受到传染病的威胁，如合并肺结核、流行性腮腺炎、急性肝炎、风疹等。春季最常见的传染性疾病是流行性感冒。糖尿病患者对于感冒决不能掉以轻心，因为感冒后血糖往往波动很大，原来已经控制良好的血糖水平会突然上升，一些糖尿病引起的不适症状也会随着感冒症状一同表现出来。再则糖尿病患者机体抗病能力很差，感冒要比正常人更难治愈，特别是感冒引起血糖上升后不易恢复，一些并发症也会接踵而来。所以，糖尿病患者尤其要注意预防感冒。首先要控制血糖，加强锻炼，增强机体抗病能力，提高免疫力；其次少去公共场所，不与有传染病的患者接触，搞好个人卫生；再次若发现有感染征象如发热、咳嗽、恶心、乏力、食欲不振、两腮肿胀等，应及时到医院检查，早发现早治疗。

春季饮食好建议

糖尿病患者春季饮食要掌握一个原则：根据气温变化，食物由温补、辛甘逐渐转为清淡养阴之品。

春季饮食宜趋温避凉，辛甘清补。应适当吃些春笋、百合、韭菜、菠菜、柳芽、荠菜、香椿、洋葱、芹菜、姜、芥菜等性偏于温和滋润的蔬菜和野菜以及山药、蜂蜜、红枣等平补脾胃的食物，同时注意摄取足量维生素，以提高机体的免疫力。少食辛辣、黏冷、肥腻之物及西瓜、冬瓜、绿豆等性凉食物，也不能一味食用人参等温热补品，以免春季气温逐渐上升，加重身体内热，损伤正气。

夏季调养

许多糖尿病患者都有这样的体会，血糖变化与季节关系非常密切，并且有一定的规律：冬天血糖要比春秋高，而夏天则是一年中血糖最低的时候。这主要是因为夏天人体内胰岛素的分泌量比其他季节要多，人体对胰岛素的敏感性比其他季节也要高，加之夏季人体的能量消耗比较大，血糖利用率高。利用这一天然的降血糖时节，抓紧治疗康复，既能控制血糖，也能推迟或预防并发症的出现。下面，我们就说说糖尿病患者的夏季保健。

糖尿病患者在夏季应如何保健

保持充足睡眠。夏天昼长夜短，酷热难耐，睡眠时间往往不能得到保证，最好在午饭后适当安排少量睡眠时间，以弥补夜间睡眠不足，维持体内代谢的相对稳定。

防暑降温，避免着凉。夏日炎炎，高温酷暑，出汗较多，既容易感受暑热之邪，耗气伤阴，又容易因为贪凉饮冷而受到风寒或湿邪的侵袭。睡眠时不要让风扇对着身体尤其是头部直吹，更不要夜晚在户外露宿。有空调的房间，最好不要让室内外温差太大，更不要一直开着空调睡觉，纳凉时不要在有穿堂风的过道里，可以在树荫下或凉台上纳凉，但注意时间不要过长，还应远离门窗之缝隙，以防"贼风"侵袭而着凉感冒。

夏日汗多，衣服沾湿后要及时沐浴更衣，穿着湿衣会影响散热，回冷后又容易着凉，引发感冒，从而加重病情。盛夏每晚洗一次温水澡，对糖尿病患者来说是一项非常值得提倡的预防措施。

选择适当的运动方式。夏天炎热，运动量太大，会出汗过多，耗伤气阴，患者可能会出现头昏胸闷，心慌口渴，恶心，甚至昏迷。夏季室外活动较多，要注意控制运动时间和运动量，不可过度锻炼，运动不要过分剧烈，也不要时间太长，以免发生低血糖或失水过多而加重病情。并且最好在清晨和傍晚较凉爽时进行，场地宜选择公园、河边、庭院空气新鲜处，锻炼项目以散步、广播操、慢跑、太极拳为好。有条件者可到气候凉爽的高山森林、海滨地区去疗养。

注意调养心神。夏季心火旺盛，患者容易上火，急躁易怒。所以，夏季糖尿病患者要重视调养心神，做到神清气和，胸怀宽阔，快乐欢畅，精神饱满。心神静则内脏功能协调，机体代谢保持正常，从而能够维持血糖的相对稳定。

避免水果冰饮的诱惑。夏季水果大量上市，一定要抵住水果的诱惑，以免加重病情。若饮食不加以控制致使血糖升高，还极易诱发高渗性昏迷。天气炎热时出汗较多，血液浓缩，一定要注意及时补充水分。但不可贪凉饮冷，以免损伤肠胃，更不可饮用含糖饮料，以免诱发高血糖，一般以温开水为宜。

夏季暑湿交争，一般食欲较差，但不能随意减少主食，尤其是应用胰岛素的患者，夏季尤当随时监测血糖、尿糖，在主食相对固定的情况下，依据血糖、尿糖随时调整用药，尽量使血糖保持稳定，以免血糖过于波动而产生各种急、慢性并发症。

采用中药科学调补。炎热的夏天容易伤阴耗气，患者往往感到疲乏无力，倦怠懒言，易汗出，属气虚明显，此时可适当服用黄芪、西洋参泡水代茶饮以补气；若口渴明显，舌红苔少，为阴虚内热之象，可用生地黄、麦冬、玄参、玉竹等泡水代茶养阴滋液；若乏力、口渴并见，为气阴两虚，则当补气、养阴并行，最好找专科中医师指导治疗。

✐ 糖尿病患者夏季要远离空调

夏季室内多设有空调，一方面室内空气不易流通，另一方面寒冷刺激会使体内交感神经始终处于兴奋状态，肾上腺素分泌增加，促进肝糖原分解，在胰岛素分泌正常的情况下肌肉细胞摄取葡萄糖以产热，而糖尿病患者的胰岛素不足，肌肉摄取葡萄糖的能力减弱，既使血糖升高，又使身体产热不够，从而耐寒能力下降，本身抵抗力就差，易患感冒。室内空气不好，更易引发感冒，尤其开着空调睡觉时易着凉，又加重病情，使血糖升高，甚至诱发酮症酸中毒，所以糖尿病患者夏季应远离空调。

✐ 夏季是治疗糖尿病的好时机

夏季对糖尿病患者来说还是个治疗的好时机。在一般情况下，夏天是一年中血糖最低的时候。一些轻度糖尿病患者，一到夏天，血糖趋于正常。而天气闷热，人们普遍食欲不振，往往转为摄取含糖量少的清淡食物，利于降低血糖。夏天热，能量消耗较大，体内新陈代谢旺盛，相对消耗血糖也多。所以，夏天人们查血糖总是偏低的，尤其是糖尿病患者更是如此。

大部分患者都知道，糖尿病的发生主要是体内胰岛素分泌不足引起的。医学专家发现，人体在夏季对胰岛素的敏感性增高，促使胰岛素分泌量比其他季节多，这也是夏天血糖偏低的重要原因。

不过，"夏季是一年中血糖最低的阶段"这一点也容易引起糖尿病患者的误解，认为血糖下降了，可以减服或者停服降糖药。这或许是许多糖尿病患者长久血糖降不到正常的一个非常重要的原因。夏天血糖稍有下降，是上述多方面因素协同作用的结果，在这种情况下，切不可盲目减药，而应该在血糖完全降至正常一段时间后，再考虑减药。总之，夏天是一个很好的降血糖的季节，糖尿病患者应抓紧治疗，这样既有利于疾病的康复，也可以推迟并发症的出现。

夏日要注意卫生

夏天是消化道传染性疾病高发的季节，糖尿病患者在夏日要注意卫生以防感染。一方面要注意饮食卫生，少吃不洁生冷食品，避免患急性胃肠炎，或出现腹泻、呕吐等症状。急性胃肠炎治疗不及时往往出现脱水以及电解质紊乱，对糖尿病患者容易引发高渗性昏迷，或因机体缺乏碳水化合物而出现低血糖的现象，严重时还会引发酮症酸中毒。另一方面要注意个人卫生，衣服要清洁干燥，皮肤要洁净干爽，以免发生细菌或真菌感染所导致的皮肤疾患。特别要做好脚部护理，避免脚癣。糖尿病患者被蚊虫叮咬，也尽量不要用手去抓挠瘙痒之处，可用花露水或其他药物止痒，以免破溃感染。

糖尿病患者夏季切忌贪凉

夏季天气炎热，很多人都贪凉，喜欢喝凉水、洗凉水澡、吹空调等。但对抵抗力相对较低的糖尿病患者来说，夏天要少沾凉为好。

莫贪凉饮。炎炎夏日，不少人事先在冰箱里准备了冰镇水或者饮料、冰棍等，以备口渴或者感觉炎热时饮用或食用。糖尿病患者肠胃功能普遍较差，而且有些降糖药对胃部有刺激，喝了冰镇水后容易引起肠胃功能的紊乱，出现腹泻等肠胃疾病。糖尿病患者最好喝温白开水。每天饮水量应保证在 1500 ～ 2000mL，如果有中暑、腹泻、呕吐的情况，还要补充更多的水分。

莫贪凉食。夏季气温高，剩饭菜容易变质，即使放在冰箱里的食物，取出后也应经过高温加热后再食用，以免引起食物中毒或胃肠炎，出现腹泻、脱水等而加重糖尿病病情。

莫贪凉席。糖尿病患者最好不要使用竹凉席，特别是老年糖尿病患者。使用凉席时最好铺上毛巾被或床单，以免关节受凉。新买的凉席要注意去除上面的毛刺再使用，否则一旦刺破皮肤，也容易造成感染。

莫贪凉水澡。夏天洗澡以温水为宜，避免在洗澡的过程中受凉而感冒。搓澡时也要注意轻柔，以免挫伤皮肤引起皮肤感染。

糖尿病患者夏季如何饮食养生

夏季是阳气最盛的季节，此时也是人体新陈代谢最旺盛的时候，人体出汗过多而容易丢失津液，因此夏季养生应该以清淡食物为主，避免伤津耗气。

夏季饮食宜清淡，适宜的蔬菜类如茼蒿、香菜、芹菜、小白菜、黄瓜、苦瓜、竹笋、冬瓜等，鱼类如青鱼、鲫鱼、鲢鱼等。这些食物能起到清热解暑、消除疲劳的作用，对中暑和肠道疾病也有一定的预防作用。夏季热盛，易伤气阴，也要注意适当选择一些滋阴补气的食物，如胡萝卜、荔枝、花生、菠菜、番茄、冬瓜、莲藕、西瓜、鸭肉等。要多食杂粮、蔬菜以保证营养均衡，但生冷瓜果当适可而止，不可过食，以免过于寒凉，损伤脾胃。

总之，夏季更要注意清暑益气，养阴和阳，调整好饮食和运动，调整好生活起居，顺其自然地促进糖尿病的康复。

秋季调养

秋天气候逐渐变得干燥，气温渐降，日照减少，自然界草枯叶落，花木凋零，容易使人触景生情，产生忧郁、烦躁等情绪变化，甚至有凄凉、垂暮之感。这些情绪变化极不利于疾病的康复。有些患者在度过夏季这个血糖相对稳定期后，血糖也容易产生波动，甚至会使病情恶化。所以秋季往往被认为是糖尿病患者的"多事之秋"。因此，做好秋季的保健，有效地控制血糖水平，减少糖尿病并发症的发生和发展，顺利度过秋季进入冬季，对糖尿病患者来说是非常重要的。

秋季调养的关键是防秋燥

秋天是燥气当令，风大雨水少，气候特点由夏季的暑湿交争一下子变为清凉干燥。因此，注意预防秋燥是糖尿病患者秋季调养的关键环节。方法是少量多次地喝开水、淡茶、豆浆、果汁饮料、牛奶等流质，以养阴润燥。要多吃蔬菜，秋燥最易伤人津液，而大多数蔬菜性质寒凉，有生津润燥、清热通便之功效，蔬菜里面含的大量水分，又能补充人体的津液，蔬菜富含维生素C、维生素B及矿物质、纤维素，可改善燥气对人造成的不良影响。宜多吃生津增液的食物，如芝麻、梨、藕、香蕉、苹果、银耳、百合、柿子、橄榄以及鸭肉、猪肺、龟、鳖、蜂蜜、蔬菜等以润燥养肺，另外，还可吃些百合、莲子、银耳等清补之品，以顺应秋天的清肃之性。应少吃辛辣、油炸等热性食物，避免助燥伤阴。

摩鼻健身：中医认为"肺开窍于鼻"。每天坚持用冷水洗脸、洗鼻，然后按摩鼻部，做法是将两拇指外侧相互搓热，沿鼻两侧（重点是鼻孔两旁的迎香穴）上下按摩 30 次，每天 1 ～ 2 遍，可以增强人体对寒凉和干燥的适应能力。

糖尿病患者最好不要"秋冻"

"春捂秋冻"是穿脱衣服的经验之谈。"秋冻"是指秋天不要过早、过多地加衣，让机体抗寒功能得到锻炼，增强抵御寒冷的能力，从而预防感冒及其他疾病的发生。但施行起来也应有个"度"，如衣服的添加与否应根据天气的变化和个体的适应能力来决定，以自己感觉不过于寒冷为准，做到随时酌情增减。事实上，在深秋时节风大转凉，尤其是北方的十月，有时气温会骤然下降，而人体对突然的气温变化往往很难适应，很容易受凉感冒。所以，是否应该"秋冻"的确值得探讨。对糖尿病患者来说尤其应该注意，特别是老年糖尿病患者机体代谢功能下降，血液循环比较慢，既怕冷，又怕热，对天气变化非常敏感，就不宜"秋冻"，反而应及时增衣被。不仅仅出门在外的人要注意防寒保暖，即使在家也应避免着凉。病程较长的糖尿病患者因为长期或间断高血糖使血渗透压升高，抑制白细胞的吞噬能力，使机体抵抗力下降而极易感染，且一旦感染，后果往往比较严重。而且寒冷可引起血管痉挛，使血流缓慢，诱发心脑血管疾患。寒冷还可使血糖升高加重糖尿病病情。所以糖尿病患者也不要在温度较低的清晨锻炼，避免受凉而加重病情。

冬季调养

有这样一个现象，糖尿病患者每到寒冷的冬季病情就会加重，为什么寒冷会使糖尿病病情加重呢？因为寒冷刺激会使肾上腺素分泌增多，加上冬季外出活动减少，血糖代谢减慢，而使血糖升高，病情加重。一般说来，冬季寒冷，人们室外的活动相对减少，为保持身体热量，进食相对增多，正常情况下，寒冷可促进体内的肝糖原分解为葡萄糖，随之胰岛素的分泌也相应增加，促进肌肉细胞摄取葡萄糖以产热。而糖尿病患者缺乏胰岛素，糖原分解增加又不能被肌肉组织所利用，致使血糖升高。以上各种因素均可导致冬季糖尿病病情相对加重。那么，糖尿病患者在天气变冷的冬季需要注意些什么呢？

冬季要注意御寒保暖

寒冷的天气，会刺激交感神经，使体内的儿茶酚胺类物质分泌增加，使血糖升高，血小板聚集而形成血栓，从而使血压升高，冠状动脉痉挛，诱发心肌梗死、脑出血等。如果气温缓慢下降，人体能逐渐适应这种变化，但是如果天气骤然变冷，人们往往不能适应这种天气变化，糖尿病患者尤其是老年糖尿病患者便会发生一系列的不良生理反应，如血糖、血压升高，从而使心、脑血管疾病的发生率和死亡率明显升高，因此糖尿病患者需要注意防寒保暖，随时注意天气变化，及时添加衣物。在保暖的前提下应逐渐增加室外活动，一方面增加周围组织对糖的利用，一方面提高耐寒能力，增强体质，提高免疫力。还应注意经常开窗通风，保持室内空气新鲜。

冬季要多喝水

冬季寒冷干燥，人体容易缺水，糖尿病患者需养成多饮水的习惯，及时补充体内所需的水分，降低血液黏稠度，防止发生高血压及心血管疾病。而且，保证人体水分充足，还有排毒和利尿的作用。另外，糖尿病患者可以多喝汤，既补充水分，又使人体吸收了大量的营养物质，并提高了免疫力。但要控制好进食的量，以免升高血糖。

冬季注意防冻伤

糖尿病容易造成毛细血管堵塞而发生足部病变，而足部一旦感染往往很难愈合。所以糖尿病患者在冬季应特别注意保暖，防止冻伤。每天睡前用40℃左右的温水泡脚，有助于改善局部的血液循环。经常修剪趾甲，避免甲沟损伤而引起坏疽。选择鞋子应软硬适度，避免过硬、过紧，经常换袜子，保持足部的清洁、干燥，还应尽量穿防滑性较好的鞋子，以防摔跤。冬天是糖尿病病情最易加重和并发症的多发时节，在冬天，糖尿病患者更要做好自我保健，以求平安过冬。还应注意的是由于糖尿病患者易合并末梢神经炎，导致感觉异常，发生手、足冻伤而不容易被察觉，且足部易于干裂破口，利于细菌侵入而发生足部感染。所以糖尿病患者要经常检查自己的手足，发现病变及时治疗。

糖尿病患者冬季慎防流感

流感是冬季里对糖尿病患者危害最大的疾病。冬季寒冷，当人们抵抗力下降时容易诱发上呼吸道感染，糖尿病患者较正常人更易感冒。那么如何防治呢？关键是要先控制好血糖，尽可能改善利于细菌生长和影响免疫功能的内环境，同时还需要注意保暖，避免寒冷刺激，循序渐进地加强体育锻炼，以增强体质和抵抗疾病的能力。注意室内通风，尽量少去公共场所，遇到周围有感冒者，先服板蓝根冲剂或生姜水等加以预防。一旦感冒，要积极治疗，以免引发肺炎，还要及时到医院检查以排除发生肺炎的可能。

冬季谨防心肌梗死

心肌梗死是心肌的缺血性坏死，是在冠状动脉病变基础上发生的冠状动脉血供急剧减少或中断，使相应心肌严重而持久地急剧缺血所致。已知动脉粥样硬化的某些易患因素如肥胖、高血压、脂质代谢异常在糖尿病人群中高于非糖尿病人群。高血糖使血管内皮功能紊乱、血小板功能异常等，可直接或间接参与动脉粥样变化的发生发展，所以冠心病是糖尿病的常见并发症之一。糖尿病合并冠心病的特点是冠状动脉多支且全壁的粥样硬化，其狭窄程度较非糖尿病患者严重，又由于糖尿病患者早期已存在自主神经功能紊乱，心脏神经病变一方面影响心血管功能调节可致严重心律紊乱，一方面使心绞痛轻微或无痛，使糖尿病性冠心病已达到严重程度而不容易被患者知觉而被忽视。冬季的清晨，寒冷刺激可在动脉硬化的基础上诱发冠脉痉挛或微循环栓塞而导致急性心肌缺血。清晨各种抵抗胰岛素的激素如肾上腺素、生长激素、胰高血糖素等分泌的增加致血糖增高。糖尿病患者本身存在血流动力学的改变，血液呈高黏、高凝、高滞状态，经一夜睡眠血流相对缓慢易致血栓形成，各种因素相互影响和共同作用，所以糖尿病患者在冬季的清晨易于发生心肌梗死。且一旦发生，一般梗死面积较大，易发生严重的心律失常、心功能不全、心源性休克、心脏破裂，甚至猝死等。

对于每一个糖尿病患者来说应该积极治疗糖尿病，祛除产生动脉硬化及微血管病变的病理基础。冬季尤其要注意保暖、避免寒冷刺激，定期监测血糖、心电图、超声心动等，发现苗头及时处理，从根本上避免心肌梗死的发生。一旦发生心前区不适或疼痛，要及时就医。

冬季警惕脑血管意外

糖尿病患者脑血管意外的发生率明显高于非糖尿病患者。冬季非常寒冷，寒冷刺激可以使体内交感神经处于兴奋状态，肾上腺素分泌增加，由于糖尿病患者缺乏胰岛素或者胰岛素抵抗，不能与肾上腺素对抗，从而致使血糖升高。另外寒冷刺激还可使血管痉挛，影响大脑供血，这些因素均容易诱发脑血管意外。

对于脑血管意外的防治首先应积极控制血糖，血糖控制达标了，脂代谢紊乱便可相应改善，这样便控制了动脉粥样硬化的两个重要危险因素，血液高黏、高滞、高凝也会相应改善。同时要积极防寒保暖和体育锻炼，只要失去了微血栓形成的基础，脑血管意外就可以得到预防。

冬季如何饮食养生

冬季是万物生机潜伏闭藏的季节，寒邪强盛，易伤及人体阳气。所以，冬季饮食养生的基本原则就是要顺应阳衰阴盛的气候特点，注意温补和远离寒凉，以充养和固护阳气。可适当选用羊肉、牛肉、鸡肉、鹿肉、鱼、虾、甲鱼、韭菜、桂圆、木耳、栗子、核桃、大枣、山药、南瓜、洋葱、大葱、生姜、香菜、茴香等具有温补作用的食物，诸如肉桂、大茴、小茴、肉豆蔻、丁香、花椒等温热助阳散寒的调味品可以适当多用一些。尽量不吃或少吃荸荠、柿子、生萝卜、生黄瓜、西瓜、鸭、莲藕、绿豆芽等性凉的食物。同时要注意不要吃得过饱，以免引起气血运行不畅，更不要饮酒御寒。

三、糖尿病患者的体重控制

标准体重的计算

方法一：理想体重（kg）= 身高（cm）−105

体重的评定标准：

正常：理想体重 ±10%之间

偏胖：大于理想体重 10%～ 20%之间

肥胖：大于理想体重 20%以上

偏瘦：小于理想体重 10%～ 20%之间

消瘦：小于理想体重 20%以上

方法 2：用体质指数（BMI）评判理想体重

体质指数（BMI）= 体重（kg）÷ [身高（m）^{2}]

体质指数是身体质量指数的简称，又称体重指数，是目前国际上常用的衡量人体胖瘦程度以及是否健康的一个标准。BMI 是与体内脂肪总量密切相关的指标，可反映全身性超重和肥胖。在测量身体因超重而面临心脏病、高血压等风险时，比单纯的以体重来认定，更具准确性。

成人的 BMI 数值：最理想的体重指数是 22.5。

适中：20 ～ 25

消瘦：低于 18.5

偏瘦：18.5 ～ 20

偏胖：25 ～ 28

肥胖：高于 28

糖尿病患者如何控制体重

对糖尿病患者而言，减重不当很容易就会发展成一个恶性循环。我们知道，如果减少进食量，往往会有低血糖的危险，而在低血糖的状况下又是非吃不可，吃多了血糖又会升高。要在胰岛素与食物两者之间找到平衡是挺困难的。所以，想要减重的人应该在医师和营养师的指导下制订因人而异的减重方案，在减少进食量的同时，也要相应降低胰岛素的剂量，并严密监测血糖的变化，随时调整进食量和胰岛素的剂量。

糖尿病患者可能很难决定该减少哪种食物的摄取量。最好的方法是先把 3 天内吃了什么食物（包括所有的主食、副食、零食、饮料等）都记下来，也要写下实际的分量，然后拿着食物日记请营养师替你算出所有的热量，并且告诉你该如何合理地摄取食物以减少脂肪及热量的摄取。

减重不宜进行得过快。可以逐渐改变饮食习惯，慢慢平稳地减重，不要突然之间吃很少来大幅减重。一般 1 个月减少 1 ～ 2kg 的体重比较适宜。

四、糖尿病患者的烟酒控制

烟酒对普通人有害，对糖尿病患者更是危害巨大。吸烟对人体的害处很多，对糖尿病患者而言，更是有百害而无一利。酒是一把双刃剑：少量饮酒可延缓动脉硬化，预防部分心脏病；大量饮酒会造成糖尿病控制紊乱，即使没有肝脏疾患的患者，大量饮酒也会出现葡萄糖利用率下降。因此，糖尿病患者一定要充分认识到烟酒的危害，以尽量戒除烟酒，促进疾病的早日康复。

糖尿病患者吸烟有哪些危害

对于糖尿病患者来说，香烟中的有害成分会影响胰岛素正常的分泌，烟中的烟碱还可以刺激肾上腺素的分泌，所以吸烟会明显升高血糖水平。

（1）吸烟使糖尿病肾病风险大增　由于吸烟会降低肾脏血管的抵抗力，从而增加血液中某些可能导致血管收缩的物质的含量。所以在糖尿病患者中，不管采取何种治疗方法，吸烟者肾脏功能的下降都要比非吸烟者快得多。

（2）吸烟会导致视力下降　吸烟可造成微血栓阻塞眼底血管，进而造成糖尿病视网膜病变，严重影响糖尿病患者的视力。所以吸烟意味着糖尿病患者的视力可能会发生更多问题。

（3）吸烟加重循环系统疾病的风险　糖尿病患者本来就容易发生血管的阻塞，吸烟会造成血管进一步收缩，特别容易形成大大小小的血栓，阻塞血管，从而加快脑血栓、心绞痛或心肌梗死、下肢缺血甚至坏死等并发症的发生，后果是极为严重的。

此外，吸烟会促进高血压和脑动脉硬化的发展。增加了发生脑卒中的机会。有研究证实 1 型糖尿病患者吸烟比不吸烟者要多注射 15%～20% 的胰岛素方能起效，因此，糖尿病患者尤其是依赖胰岛素治疗的患者，更应尽早戒烟。

糖尿病患者如何戒烟

首先，糖尿病患者应该全面了解戒烟的好处和吸烟的坏处，然后选择适合自己的戒烟方法并制订一个戒烟的时间表。可以选择一个既定的日子开始戒烟。烟瘾小者一开始就可以完全戒烟，烟瘾大者可采取逐渐减少吸烟次数或者吸烟数量的方法，争取在1～3个月内戒烟成功。

烟瘾小者的完全戒烟法：

（1）弃掉所有与香烟有关的东西。

（2）避免置身于或参与以往习惯吸烟的场所或活动，劝说身边朋友不要吸烟。

（3）餐后可喝水、吃无糖口香糖或外出散步，这样可以摆脱"饭后一支烟"的想法。

（4）烟瘾发作时，可尝试做深呼吸，或咀嚼低糖分的口香糖，以松弛紧张的精神。

（5）经常提醒自己再吸一支香烟将使自己戒烟的计划前功尽弃。

烟瘾特大者的逐渐戒烟法：

每周或每十天减少原吸烟数量的一半，直到将烟全部戒掉。以免发生戒断反应。

饮酒对糖尿病患者有什么危害

（1）酒精在胃不经分解就迅速吸收，进入血液循环到达肝脏分解氧化形成乙醛。乙醛在体内排出很缓慢，容易在体内产生蓄积，引起酒精中毒症状，如恶心、呕吐、头晕和头痛等。

（2）空腹饮酒易发生低血糖。酒精可以抑制肝糖原异生，但不影响糖原分解，使血糖自动调节机制受损，还可抑制降糖药物分解与排泄，因而容易引起低血糖。若糖尿病患者大量饮酒而不吃食物，特别是不食用碳水化合物，易导致肝糖原耗竭，发生空腹低血糖。所以糖尿病患者喝酒时一定要吃主食，切忌晚餐空腹大量饮酒，尤其是晚上注射中、长效胰岛素或是服用磺脲类降糖药的患者饮酒时一定要适量进食主食，以免夜间发生低血糖。

（3）长期大量饮酒能引发高脂血症，形成脂肪肝。饮酒可使血脂（主要是甘油三酯及低密度脂蛋白）升高，加快肝脏中脂肪的合成和堆积，导致脂肪肝甚至肝硬化。另外，血脂升高，还能促进动脉硬化的发生。长期饮酒对肝脏会造成损害，因为糖尿病患者有糖代谢紊乱，在肝脏内贮存糖的功能比正常人差，肝脏的解毒功能也较差。而无论是白酒，还是果酒、啤酒都要通过肝脏来解毒，长期饮酒势必加重肝脏负担，从而损害肝脏功能。

（4）乙醇能直接伤害胰腺，使原本已经受损的胰腺功能再遭重创，从而雪上加霜。大量饮酒还可能引起胰腺炎，损害胰岛功能，从而使糖尿病加重。重症胰腺炎还会有生命危险。

（5）糖尿病患者常伴有高尿酸血症，饮酒特别是啤酒可使血尿酸进一步升高，容易诱发或加重痛风。

（6）糖尿病患者过量饮酒，可引起酒精性酮症酸中毒，严重的甚至危及生命。大量饮酒、暴饮暴食是糖尿病酮症酸中毒的诱因之一。

（7）酒精虽然不会刺激胰岛素分泌，却会使胰岛素和降糖药在短时间内发挥过强的功效导致血糖降低，但胰岛素或降糖药的功能受酒精的影响而减短了有效时间，所以当这些药效过后又会出现高血糖。所以饮酒后的血糖表现为先低后高的现象，让很多糖尿病患者误解饮酒会降低血糖。而且醉酒状态之下，低血糖的表现往往会被掩盖，所以非常危险。

（8）饮酒的害处还在于扰乱糖尿病患者原本的饮食治疗计划，使血糖难以控制。

因此，建议糖尿病患者一定要警惕酒精的危害，有饮酒嗜好的患者一定要下决心戒掉，做到在任何场合下都不饮酒。

五、糖尿病患者节假日的自我控制

每到佳节来临，许多糖尿病患者都会为"吃"犯愁，既想与家人共享美味佳肴，又担心血糖升高，真是左右为难。患了糖尿病绝不意味着你与正常人的美好生活失之交臂了，社交赴宴、节假日聚餐也能成为您生活的一部分。但是这需要你理解自身情况和按照你希望的生活方式去控制它，当你熟悉了糖尿病知识并加上自己的一点生活实践后，你就会拥有这份自信。那么糖尿病患者遇到外出就餐或者节假日的时候，应注意哪些问题呢？其实，只要掌握好下面的节日期间怎样吃的饮食秘籍，糖尿病患者照样能过一个健康、快乐的节日，在外就餐也不是什么大问题。

节日期间怎样吃

基本上糖尿病患者对饮食疗法所要求的摄入热量都会有一个大致概念，但节假日餐桌上的菜肴花样繁多，色味诱人，且上桌的饮食量一般是平常的 1.5～2 倍，加上亲朋相聚，心情舒畅，稍不小心就容易饮食过量而导致血糖升高。所以，节日宴会要注意以下几个方面：

（1）运用食品交换份法定量进食　运用食品交换份法，糖尿病患者就可以比较自由地选择食物，品尝不同佳肴，既享了口福，又可保证不超量饮食。

（2）菜肴油水不宜大　有人认为大油大肉炒的菜，只吃里面的菜就没关系，其实菜中的油也不少。糖尿病患者尽量多吃些清淡的蔬菜，如芹菜、瓜菜、白菜、萝卜等，不吃煎炸食品。

（3）副食不能当主食吃　有人认为饭或者面类（即主食）属于碳水化合物，应当少吃，而肉蛋类副食不含糖，多吃点无妨。其实不然，肉蛋的主要成分是蛋白质和脂肪，这些物质在体内同样能转变成糖，吃多了同样升高血糖，而且还会导致高脂血症及肥胖。有糖尿病肾病患者，要限制高蛋白饮食（如肉类及豆制品），因为进食蛋白过多，会加重肾脏的负担。

（4）坚果好吃不宜多　坚果脆香爽口，颇受欢迎。但坚果仁属于高热量的富含脂肪食物，脂肪产热是碳水化合物和蛋白质的 2 倍多，这类食品吃得过多会导致热量摄入大大增加，大量食入还可以引起高脂血症。因此，为保持血糖稳定，糖尿病患者对坚果类食品应当浅尝辄止，不可多食，同时，要把坚果的热量从主食里扣除，例如，吃 75g 的带壳瓜子，应少吃 100g（2 两）馒头。

（5）点到为止莫贪杯　在酒席上当然缺不了美酒了。除了医生允许喝酒的人以外，其他患者均不能饮酒。即使是医生允许喝酒的患者，受席上气氛的影响，也很容易超出允许的饮酒量。前面已经讲到糖尿病患者饮酒的危害，酒精对糖尿病患者是利少弊多。宴会上更可能因饮酒而超量进食，不利于血糖控制，所以自制力较差的人最好从一开始就别喝酒，可选择不含酒精的低热量饮料，最好是白开水来代替。俗话说"只要感情有，喝啥都是酒"。实在想喝或实在推不掉不得不喝的话，可少量饮用啤酒（不超过 4 两）或葡萄酒（不超过 2 两）。

（6）增加药量不可取　在节日期间，饭菜丰盛可口，此时往往管不住嘴。许多患者认为多吃一点儿没关系，加大一点儿降糖药的用量就可以了。其实这是不可取的。因为，多吃了多少东西和应该加多少药无法把握，而且多吃药不但不能取得理想的效果，副作用也会随之加大，往往适得其反。

（7）"无糖"食品要慎食　"无糖"糕点的确给喜欢吃甜的糖尿病患者带来了福音，加之这类食品往往被冠以"无糖"的美名，让不少患者觉得可以随意吃。其实，所谓"无糖"糕点其实是没有蔗糖，但糕点是粮食做的，含有多糖类淀粉，吃多了照样会升高血糖，故不能随便多吃。

（8）遵守定时定量的原则　节假日中生活往往不规律，餐时、餐次、饭量、睡眠都不定时定点，有的糖尿病患者还会影响到正常的打针吃药，甚至忘记吃药，进而导致血糖失控。因此，糖尿病患者应尽可能保持平日的生活起居，规律进餐及用药。

吃菜顺序有讲究

西餐或日式料理套餐，一般上菜的顺序是相对科学的。但如果是吃中餐或者是菜都上齐了才动筷子的话，就需要注意吃菜的顺序了。最理想的做法是首先从热量含量较低的菜开始食用：如凉拌菜、汤、蔬菜、鱼类等。应尽可能放慢节奏，可边吃边聊。

油炸的菜和甜品、主食可放到最后品尝（当然油炸的甜品最好不吃）。这种用餐顺序的优点主要有两个：第一个是当轮到吃高热量的食品时，已经基本上产生饱腹感了，即使食欲有点亢进也能够对其进行抑制。放慢节奏也对这一点有影响，对于多食易饥的人，这样的做法是非常有帮助的。另一个优点是餐后血糖的上升比较平缓，缓解餐后高血糖有助于抑制动脉硬化的发展，所以这也是一个非常大的优点。

🔅 节假日赴宴饮食可控制

节假日亲朋相聚，在家设宴或外出赴宴都是常有的事。糖尿病患者遇到这种情况，应注意以下问题：

（1）尽可能接近平时的饮食习惯。应根据自己的血糖控制目标与膳食计划，选择食物的品种与数量。

（2）对不熟悉的菜肴，应了解其内容、材料与制法，否则少食为佳。提前大致掌握食物的含糖量，做到心中有数。如果不确定菜肴中是否加糖可以向主人或服务员问明。

（3）选用烹调方法以少油为主，如可用煮、蒸、焖等制作的食物；少食油炸、油腻厚味的食物及调味品。

（4）避免食用肥肉、甜食，喝汤最好选用清汤，而不要选用加淀粉的汤。

（5）饮料选用矿泉水、白开水、茶、不加糖的鲜榨蔬菜汁，亦可适当选用无糖饮料，选用无糖饮料前要认真了解食品标签上的内容。

（6）进餐时间要与注射胰岛素及口服降糖药的时间相配合。如果进餐时间后延过长，应事先进食少量含糖类的食物，以免出现低血糖。

（7）应做到每日最多只吃一次社交餐，以免干扰正常的饮食规律。如准备的菜肴十分丰盛，请注意勿进食过量。

无论是在家还是外出就餐，一定要记住糖尿病营养的原则和食品交换法。尽量令食品多样化，限制脂肪和盐的摄入，在保证饮食健康的前提下享受饮食的乐趣。

六、女性糖尿病患者妊娠期的调理

妊娠期血糖偏高易导致糖尿病，那样对孕妇和胎儿的健康都是很不利的。不过也不必过于担心，大部分的孕妇只要通过调整饮食结构就可以控制好血糖水平，而且很多妊娠糖尿病的孕妇可以产后不药而愈，血糖会慢慢恢复正常。但是已经患有糖尿病的患者怀孕期间在饮食运动等方面是要严格控制的。糖尿病患者在怀孕期间由于生理上的特殊变化，可加重高血糖，饮食安排较为困难。一方面需要将血糖控制在正常范围内，尽量通过饮食控制达到降低血糖的目的；另一方面，为满足母体和胎儿的营养需求，保证胎儿的正常生长、发育，对饮食的热量又不宜过分控制。那么糖尿病孕妇需要注意哪些问题呢？

妊娠期糖尿病的饮食如何调养

（1）碳水化合物比例要合理　碳水化合物应占总能量的50%～55%，每日主食应保证250～350g（5～7两），主食过少则不利于胎儿生长。适当选些粗杂粮，尤其是含纤维素较高的燕麦片、糙米和全麦面包，既可以均衡营养，又可以预防孕期便秘。水果中的草莓、菠萝和猕猴桃等含有较高的可溶性纤维、维生素和矿物质，在血糖控制较好的情况下，可少量食用。而香蕉、甘蔗、龙眼和葡萄等因含糖量较高则不宜多吃。

（2）保证蛋白质的摄入量　孕妇体内的蛋白质分解会随着血糖的升高而增加，氮丢失得太多，容易发生负氮平衡。因此，孕妇需要保证每天100～110g蛋白质的摄入量，可以多吃鸡蛋、牛奶、鱼类、深红色肉类、豆浆及豆腐等。

（3）多进食维生素含量高的食物　维生素尤其是B族维生素如维生素B_1、维生素B_2和烟酸，在糖代谢中起重要作用，因此要注意摄取富含维生素的食物。

（4）控制好糖的摄取量　我们平时食用的大米、面粉、小米等主食是糖类的主要来源。结合孕者的体重、身高等情况，医生会给出一个控制范围，一般是在200～350g之间。调整的同时要保证食量的充足，并不是越少吃越好。

（5）摄取纤维含量高的食物　如蔬菜、水果、粗粮等。

（6）控制油脂类食物的摄入　烹饪用油以植物油为主，少吃油炸、油酥、油煎及肉皮、肥肉等食物。可以增加干果类食物的摄入量，坚果类食物的脂肪含量也很高，也可以为身体提供较多的脂肪。

（7）少食或忌食的食物　①精制糖类：白砂糖、绵白糖、红糖、冰糖等。②甜食类：巧克力、甜饼干、甜面包、果酱、蜂蜜等。③高淀粉食物：土豆、粉条、藕粉等。④油脂类：花生、瓜子、核桃仁、松子仁等。

（8）保持少量多餐的进食方式　餐次合理很重要。在每日规定的总量中采取少食多餐、定时定量的进食方式能够使血糖保持稳定。每日吃 5～6 餐，即除早、中、晚三餐外，在两餐之间适当加餐，允其是睡前加餐以防止夜间低血糖的发生。

（9）适当补充铁、钙、碘等矿物质　铁是主要的造血物质。妊娠时需要补充更多的铁，而胎儿也需要在肝脏内储存更多的铁，以便出生后，在不能及时得到铁补充时能够自身造血用。因此，孕妇应多吃一些铁含量高的食物，如瘦肉、动物肝脏。钙对胎儿骨骼的发育很重要，应每日补钙。牛奶是钙的主要来源，多喝牛奶是补钙的最好方法，多吃鱼虾、多喝骨头汤和多晒太阳都是补钙所必需。必要时还应咨询医生，在医生指导下服用钙剂。

不同孕期饮食需注意什么

怀孕前 3 个月，母体和胎儿对营养的需求增加不多，糖尿病孕妇的饮食控制原则同普通糖尿病患者一样，前 3 个月体重增加不应超过 1～2kg。怀孕 3 个月后由于胎儿的生长速度快，孕妇对热量的需求增多，每天主食为 300～400g，蛋白质的需求大增，每天每公斤体重可达到 1.5～2.0g，脂肪供给量约 50g。提倡少量多餐，每天可为 5～6 餐。同时补充维生素和微量元素，多吃一些蛋类、瘦肉、鱼、乳类和新鲜蔬菜。整个妊娠过程中体重增长 10～12kg 较为合适，28 周后每周体重增长一般不应超过 500g，但同时必须避免因能量摄入过低而引起酮症酸中毒。需要注意的是，妊娠期不要为了控制血糖而一味控制饮食，保证母婴营养均衡充足才是最重要的，另外，肥胖者在妊娠期间不宜减肥。

糖尿病孕妇如何运动

饮食及运动疗法是糖尿病治疗的基石，对妊娠糖尿病患者也同样重要。目前许多研究显示，运动可以显著降低妊娠期胰岛素抵抗，帮助妊娠糖尿病患者有效控制血糖，还可防止妊娠期体重的过度增加、调节血脂等。但是，孕妇毕竟不能像未怀孕时那样运动，妊娠使得关节松弛、子宫及乳房变大，并且剧烈运动会增加母婴发生意外的危险，因此，糖尿病孕妇宜采取低强度的运动，这样对母婴双方才会十分有益。

（1）运动前准备　①进行系统体检，与医生一起制订一套适合自己的运动方案。②选择舒适、透气的鞋袜。③确定运动场地。④运动时自备适量的饼干或者糖果，以应对可能发生的低血糖。

（2）选择运动方式　糖尿病孕妇的运动方案具有很强的个体差异，并且必须在医生的指导下进行。糖尿病孕妇宜选择比较舒缓、有节奏的运动项目，如散步和太极拳等。运动前要有热身运动，结束时也应再做一些轻微的运动，逐渐结束运动。千万不要进行剧烈的运动，如跑步、打球、俯卧撑及滑雪等。

（3）掌握运动时间　糖尿病孕妇运动量不可太大，一般使心率保持在130次/分钟以内，或者运动时心率最多比平时快50%。运动持续时间不宜过长或太短，一般在20～30分钟内较为合适。

（4）以下情况不宜运动　①有先兆流产、习惯性流产而需保胎者。②合并有妊娠高血压者。③血糖过高（>13.9mmol/L）、过低（<3.9mmol/L）以及血糖波动较大者。④出现糖尿病急性并发

症（如酮症酸中毒等）者。⑤每次餐前（早餐、午餐、晚餐）休息 30 分钟，监测胎动情况，如果此时无胎儿活动，不要运动；或者胎儿 24 小时活动小于 10 次，也不要进行运动。

妊娠期糖尿病的治疗需要注意什么

女性糖尿病患者妊娠期禁用口服降糖药，包括不吸收入血的阿卡波糖等，要改用胰岛素治疗。因口服降糖药能通过胎盘，易使胎儿出现低血糖，并且口服降糖药还可能导致胎儿发育的异常。在怀孕早期（妊娠前 3 个月），因胰岛素敏感性改变不很明显，胰岛素用量变化不是特别大，具体可根据空腹及餐后血糖水平调整胰岛素的剂量。怀孕中期（妊娠 4 ～ 7 个月），胰岛素敏感性逐渐降低，胰岛素用量应逐渐增加。到怀孕晚期（妊娠 8 ～ 10 个月），胰岛素用量一般比孕前增加 2/3 左右。若在胰岛素使用过程中孕妇出现饥饿、汗出、心悸等低血糖症状时，应进食碳水化合物加以纠正。如果在妊娠中、晚期，最好以少吃多餐的方法来避免和纠正由于胰岛素加量后带来的不良反应。

七、糖尿病患者的日常清洁卫生

糖尿病患者容易并发感染，并且在感染后影响血糖控制，加重病情。搞好个人卫生有利于对糖尿病病情的控制，可减少各种感染机会。有人说，糖尿病患者更需要有"洁癖"，还是很有道理的。

🔶 糖尿病患者的清洁重点

（1）皮肤 用无刺激的浴液和温水洗澡，洗澡后可使用一些滋润的护肤用品；避免皮肤抓伤或挫伤，从事有可能造成手部损伤的工作时应戴上手套做好手部的保护；避免皮肤晒伤；天冷时注意保暖，防止皮肤冻疮。如果出现皮肤损伤要尽快治疗，避免皮肤感染。

（2）牙齿 餐后刷牙，讲究口腔卫生避免牙周疾病；每隔半年请牙科医生检查一次，并告知牙科医生自己患有糖尿病。

（3）足部 温水洗脚；仔细、轻轻地清洗脚趾间、趾甲周围，然后用清洁的软毛巾擦干；足部皮肤干燥，可以涂抹润肤膏，但不要用在脚趾之间；每天检查足部，看有无红肿、变色、破损、擦伤和皮疹等现象；不要光脚走路；仔细挑选舒适宽松的鞋子；每天换干净、柔软的袜子，袜子不要太紧，以免影响足部血液循环，最好是浅色的，这样皮肤有破损能够及时发现。足部皲裂勿贴胶布，足部真菌感染要及时治疗，不要用电热毯、热水袋及加热器烘脚。要在医生的指导下处理足部小伤口，如果伤口久溃不愈，尽快去专科医院治疗，以免反复感染引发糖尿病足。如果要剪趾甲，应在清洗、擦干后剪，要平剪，不要剪得太短，否则容易损伤甲沟皮肤，造成感染。

🔶 为什么护理口腔有助于降血糖

并发口腔科疾病在糖尿病患者中十分常见。如果在日常生活中能加强口腔护理，彻底把口腔疾病治愈，就能对控制血糖起到事半功倍的作用。高血糖会导致人的微血管病变，而人的口腔、面部分布着大量的血管，因此患病后常常会有口干、口腔黏膜灼痛、舌头表面干燥、味觉改变等症状。不仅如此，糖尿病患者患牙周疾病的概率也大大增加，常会出现牙龈充血、出血、肿胀疼痛、牙石沉淀、牙齿松动脱落等症状。

通过对临床糖尿病患者的观察可以发现，血糖控制不好的糖尿病患者有一半以上会并发口腔疾病，而通过治疗口腔疾病后，患者血糖水平都有明显下降。所以，糖尿病患者应重视口腔护理，保持良好的口腔卫生与健康。

除了要注意每天的口腔清洁以外，每隔3～4个月，就应让牙医检查一下口腔与牙齿，有龋齿的患者要及时去医院填充牙齿龋洞，避免病菌扩散。

糖尿病患者洗澡要注意什么

糖尿病患者在病程比较长或者血糖长期控制不好时常常并发心脑血管疾病，血液黏度水平偏高，血糖的波动也较大，面临突发心脑血管疾病的风险也比正常人大。常有糖尿病患者在洗澡时发生昏倒甚至猝死的情况，因此，糖尿病患者洗澡时需要特别注意以下几个方面：

（1）洗澡的水温不宜过高，一般水温要控制在30℃～38℃。糖尿病很容易引发心脏的自主神经病变，当洗澡温度过高时，会促使体内一些酶活性上升，更容易发生血管收缩和微动脉硬化。水温过高还可能引起心跳加快，因为处于过热的环境时，心脏不得不加倍工作以增加皮肤血流量。如果患者心脏本身有问题，过快的心率将危及生命。

另外，水温过高还可能导致感觉迟钝、手脚麻木等神经障碍，或四肢无力、关节炎、皮肤瘙痒等多种并发症。更重要的是，糖尿病多并发周围神经病变，对温度的感知很不敏感，有时水温很高，但糖尿病患者感知不到，还容易出现烫伤，烫伤后皮肤不易愈合，加重感染，血糖难以控制，形成恶性循环。所以糖尿病患者洗浴时，应以温水为宜。

（2）洗澡时间不宜太长，次数不宜多。洗澡时间最好在20分钟左右，一般老年糖尿病患者秋冬每周洗一次即可，夏季可适当增加次数。洗澡时间太长会减少大脑和内脏的血液供应，出现眩晕、恶心、虚脱等症状，而洗澡次数太多则会使皮肤干燥瘙痒，故洗澡后可涂些润肤乳。

（3）不应空腹洗澡，否则容易出现低血糖，也不宜饱餐后洗澡，因为餐后胃肠需要大量的血液供应而外周血减少，洗澡的水温更导致血管扩张，会进一步减少心脑血管的供血，容易出现昏迷或者休克，所以应饭后1小时再洗澡为宜。

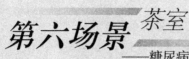

第六场景 茶室

——糖尿病患者如何选择饮品

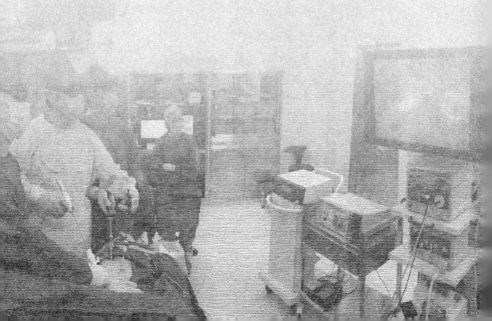

茶是中国人的传统饮品，在日常生活中占有重要的地位。茶又是一种健康饮品，其功效之多、作用之广，是其他饮料无可比拟的。目前已分析出茶叶中所含的生物碱类、茶多酚类、矿物质、维生素、蛋白质与氨基酸等化学物质达600多种，这些有效成分在抗肿瘤、抗突变、抗氧化、抗辐射、代谢调节和生理调节、抑制有害微生物等方面功效显著。茶及其有效成分提取物已广泛应用到糖尿病、高脂血症、辐射伤害等疾病的治疗或辅助治疗中。

　　中医验方中有"粗茶"熬汁长服治消渴病的记载，而大量临床和实验研究也已表明茶具有明确的降血糖作用。糖尿病人选择茶饮，不仅可补充足够的水分，还有提神、醒脑、降压、减脂等多种功效。

一、中国茶的品种与选择

中国茶有绿茶、乌龙、红茶、黑茶、白茶和黄茶之分，糖尿病患者该如何选择适合自己的茶饮？这就要结合患者体质、病情以及不同种类茶饮的特点综合分析。下面分别介绍几种茶的茶性，以方便大家平时选择适合自己的茶饮。

绿茶

绿茶，是将采摘来的茶树鲜叶经高温杀青，杀灭了各种氧化酶后，经揉捻、干燥而制成。绿茶是不发酵茶，较多地保留了鲜叶内的天然物质，如茶多酚、咖啡碱、叶绿素，维生素损失也较少，这些天然营养成分对防衰老、防癌、抗癌、杀菌、消炎等具有特殊效果。绿茶是中国产量最多、饮用最为广泛的一种茶，它的特点是汤清叶绿，营养丰富。著名的绿茶有西湖龙井、碧螺春、太平猴魁、信阳毛尖等。

品饮提示：绿茶性寒，适合体质偏热、胃火旺、精力充沛的人饮用，糖尿病患者如出现喜凉怕热、多汗、渴喜冷饮、口苦口臭等症状时可选用。而喜暖怕凉、稍进食寒凉之品则胃疼、消瘦的人群则不宜饮用。

白茶

白茶，是在茶叶采摘下来以后，不经杀青或揉捻，把新鲜茶叶薄薄地摊放在竹席上置于较弱的阳光下晾晒让其自然萎凋，至七八成干时，再用文火慢慢烘干的方法而制成的轻发酵茶。白茶除了含有其他茶叶固有的营养成分外，还含有人体所必需的活性酶。国内外医学研究证明长期饮用白茶可以显著提高体内脂酶活性，促进脂肪分解代谢，有效控制胰岛素分泌量，延缓葡萄糖的肠吸收，促进血糖平衡。著名的白茶有白毫银针、白牡丹。

品饮提示：白茶性凉，与绿茶一样，是体质偏热的糖尿病人群的优选饮品。特别要说明的是，白茶还具有化湿的作用，当糖尿病患者因湿热内盛而出现头目昏蒙、口中黏腻、大便不爽等症状时可以选用。

黄茶

黄茶属发酵茶类，制作与绿茶有相似之处。据传黄茶的出现是因炒青绿茶过程中的误操作。即在杀青、揉捻后干燥不足或不及时，导致叶色变黄，于是产生了黄茶。黄茶的品质特点是"黄叶黄汤"。这种黄色是制茶过程中进行焖堆渥黄的结果。著名的黄茶有君山银针、蒙顶黄芽、霍山黄芽等。

品饮提示：黄茶虽然性凉，但和绿茶相比，凉性较弱。因此，较适合素有饮茶爱好而脾胃较弱的老年糖尿病患者。

红茶

红茶是一种全发酵茶，以茶树芽叶为原料，经萎凋、揉捻、发酵、干燥等典型工艺过程制作而成，因其干茶色泽和冲泡的茶汤以红色为主调，故名红茶。我国红茶种类较多，产地较广，主要有祁红、霍红、滇红、越红、苏红、川红、吴红等。有研究发现，与不喝茶的人群比较，每天喝一杯（200～250mL）或更多的红茶，患心脏病的概率减少约1/2。

品饮提示：红茶性温，适合脾胃虚寒、喜暖怕凉，及老年糖尿病患者饮用。

黑茶

黑茶是全发酵茶，制茶工艺一般包括杀青、揉捻、渥堆和干燥四道工序。由于黑茶的原料比较粗老，制造过程中往往要堆积发酵较长时间，叶片大多呈现暗褐色，而冲泡的茶汤也以暗色为主调，因此被人们称为黑茶。主要品种有湖南黑茶、湖北佬扁茶、四川边茶、广西六堡散茶、云南普洱茶等。有研究表明，黑茶中有两种类似胰岛素的物质——茶黄质和茶红质，这两种成分可以替代胰岛素起到降糖的功效。而对几种茶类的茶多糖含量测定的结果表明，黑茶的茶多糖含量最高，且其组分活性也比其他茶类要强。在降血脂、降血压、降糖、减肥、预防心血管疾病、抗癌等方面具有显著功效。

品饮提示：黑茶性温，暖胃，适合胃部怕冷、喜欢温热饮食的糖尿病患者饮用；此外，黑茶去油腻、降血脂的作用显著，是体型丰盛、血脂高的糖尿病患者的健康饮品。

乌龙茶

乌龙茶，也叫青茶，是半发酵茶。是经过杀青、萎凋、摇青、半发酵、烘焙等工序后制出的茶类。现代科学研究表明，乌龙茶中含有机化学成分达450多种，无机矿物元素达40多种。有研究表明，乌龙茶可以降低血液中的胆固醇含量，是不可多得的减肥茶。实验证明，每天喝1000mL乌龙茶，有抑制胆固醇上升效果。常见的乌龙茶名品有大红袍、肉桂、水仙、凤凰单枞、铁观音等。

品饮提示：乌龙茶性平和，且降糖降脂效果明显，是糖尿病患者的健康饮品。而且乌龙茶的冲泡手法自成体系，在品茶的过程中还有宁心安神的作用。

糖尿病患者饮茶注意事项

茶饮虽然是适合糖尿病患者选用的佳饮，但也不能盲目、大量地饮用，科学饮茶很重要。所有的茶类都有不同程度的降血糖作用，但不同类别的茶类又有其偏性，如绿茶、白茶、黄茶性寒、红茶性温。因此，糖尿病患者要在充分了解自身体质特点和茶性的基础上，有针对性地选茶。

体质偏弱、偏寒，经常出现畏寒怕冷、稍进食不慎则腹泻便溏的糖尿病患者，老年糖尿病患者，正值经期的女性糖尿病患者，比较适合选用红茶、乌龙茶、普洱茶等。而绿茶、白茶等性寒的茶类，要少用。

形体壮实，胃口好，喜凉怕热，大便秘结的糖尿病患者在选茶时则有较大的余地，绿茶、白茶、黄茶、乌龙茶、黑茶都可以根据个人喜好随意选用。

二、药茶

药茶是在茶叶中添加食物或药物制作而成的具一定疗效的特

殊的茶饮。广义的药茶还包括不含茶叶，由食物和药物经冲泡、煎煮、压榨及蒸馏等方法制作而成的代茶饮用品，如汤饮、鲜汁、露剂、乳剂等。糖尿病患者除了正规的药物治疗，还可以在中医医师的指导下，根据自己的体质选用合适的药茶，既可以解渴，又可以有效改善口渴、乏力等不适症状。

枸杞麦冬茶

组成：枸杞子 6g，麦冬 3g，绿茶 3g。

制作方法：用 250mL 开水冲泡后饮用，冲饮至味淡。

应用：具有滋阴清热、补肝肾的功效，适用于糖尿病患者的头晕目眩、口干口渴、视力减退、腰膝酸软、尿频等症状。

枸杞生地黄茶

组成：枸杞 5g，生地黄 3g，绿茶 3g。

制作方法：用 250mL 开水冲泡后饮用，冲饮至味淡。

应用：具有滋肝补肾、养阴清热的功效，适用于糖尿病患者的腰酸腿软、口渴烦热、潮热盗汗等症状。

黄芪补肺茶

组成：黄芪 5g，麦冬 3g，五味子 3g，乌梅 1 枚。

制作方法：用沸水冲泡上述药材，加盖焖泡 15 分钟后即可饮用，代茶频饮，冲饮至味淡。

应用：具有益气养阴、生津止渴的功效，适用于糖尿病患者的自汗口渴、咽干咳嗽等症。

枸杞芍药茶

组成：枸杞 5g，白芍 3g，绿茶 5g。

制作方法：用开水冲泡后饮用，冲饮至味淡。

应用：具有养血柔肝的功效，适用于糖尿病患者的头晕目眩、心悸、烦躁、不寐等症状。

山楂黄精茶

组成：山楂、黄精、桑白皮各 5g。

制作方法：用沸水冲泡上述药材，浸泡 15 分钟后饮用，代茶频饮，冲饮至淡味。

应用：具有养阴清热的功效，适用于糖尿病患者的烦热、口渴、汗出等症。

麦冬芦根茶

组成：芦根 10g，麦冬 5g，知母 3g。

制作方法：用沸水冲泡上述药材，浸泡 15 分钟后饮用，代茶频饮，冲饮至淡味。

应用：具有清热养阴的功效，适用于糖尿病患者的口渴咽干、多饮、心烦不宁等症状。

石斛杞菊茶

组成：石斛 3g，枸杞子 10g，女贞子 5g，菊花 5 朵。

制作方法：用沸水冲泡上述药材，焖泡 15 分钟后代茶频饮，冲饮至淡味。

应用：具有养阴清热、补养肝肾、明目的功效，适用于糖尿病患者的目昏眼花，视力减退、口干渴等症状。

麦冬茶

组成：麦冬 10g，乌梅 2 枚。

制作方法：沸水冲泡，加盖焖 10 分钟，代茶频饮，冲饮至味淡。

应用：具有益胃养阴、生津止渴的功效，适用于糖尿病患者的口渴多饮、饮水而不解渴、烦躁乏力等症。

玉竹乌梅茶

组成：玉竹 3g，乌梅 2 枚。

制作方法：沸水冲泡，加盖焖 10 分钟，代茶频饮，冲饮至味淡。

应用：具有养阴润燥、生津生渴的功效，适用于糖尿病患者口舌干燥、烦渴多饮等症状。

杞子五味茶

组成：枸杞子 10g，五味子 3g。

制作方法：沸水冲泡，加盖焖 10 分钟，代茶频饮，冲饮至味淡。

应用：具有养阴生津的功效，适用于糖尿病患者症见消渴多饮、多尿等。

玉竹茶

组成：玉竹 9g。

制作方法：将药物制成粗末，沸水冲泡当茶饮，冲饮至味淡。

应用：茶具有养阴润燥生津的作用，适用于糖尿病患者口干口渴之症。

乌梅茶

组成：乌梅 50g。

制作方法：用沸水将乌梅冲泡开即可饮用，冲饮至味淡。

应用：具有生津止渴的功效，糖尿病患者出现烦渴之症时可以选用。

花粉菊花茶

组成：天花粉 3g，菊花 5 朵，生甘草 3g。

制作方法：沸水冲泡，加盖焖 10 分钟，代茶频饮，冲饮至味淡。

应用：具有清热、生津、止渴的作用，糖尿病患者见烦热、口渴时可用。

百合竹叶茶

组成：百合 5g，淡竹叶 3g。

制作方法：沸水冲泡，加盖焖 10 分钟，代茶频饮，冲饮至味淡。

应用：具有安神润肺的作用，糖尿病患者伴发心烦、失眠、口干时可用。

参麦玉壶茶

组成：人参 30g，麦冬 60g，天花粉 180g。

制作方法：上述材料制成粗末，放入玻璃罐中密封避光保存。每次取用 10g 包入纱布包中，用沸水冲泡代茶饮，冲饮至味淡。

应用：具有益气生津、降糖止渴的作用，适用于糖尿病症见多饮、多食、形体消瘦、神疲乏力、口舌干燥、脉虚弱者。

淮山黄芪茶

组成：淮山药 20g，黄芪 10g。

制作方法：上述材料用沸水冲泡，加盖焖 20 分钟即可饮用，冲饮至味淡。

应用：具有健脾补肾、益气生津的功效，适用于糖尿病患者见倦怠乏力、自汗、口渴等症状。

山楂荷叶茶

组成：山楂 5g，干荷叶 10g。

制作方法：将上述材料用沸水冲泡，5 分钟后即可代茶饮用，冲饮至味淡。

应用：本茶具有解热止渴、利水消肿的功效，有较明显的降压、调节血脂、消肿作用。对伴有高血压、血脂紊乱的糖尿病患者有一定疗效。

杞味精参茶

组成：枸杞子、五味子、黄精、玄参各 5g。

制作方法：上述材料用沸水冲泡，加盖焖 20 分钟即可饮用，冲饮至味淡。

应用：具有益肾填精的功效，糖尿病患者见口渴、乏力、消瘦等症状时可以选用。

麦芪茶

组成：麦冬 5g，黄芪 10g，生甘草 3g。

制作方法：上药制成粗末，沸水冲泡，当茶饮，冲饮至味淡。

应用：具有养阴生津、清心除烦、强阴益精的作用，适用于糖尿病见烦热、汗多、心烦体乏等症。

选用药茶的注意事项

药茶是一种中药剂型，在使用过程中应注意以下禁忌：

（1）药茶要依照病情与体质饮用，最好请教中医师，辨证清楚后才能饮用，切勿盲目乱饮。

（2）最好不要搭配西药同时服用。以免某些中草药的成分与西药产生化学反应，导致药效降低或出现副作用。服用至少间隔 1 小时左右。

第七场景 健身房

——糖尿病患者如何做运动

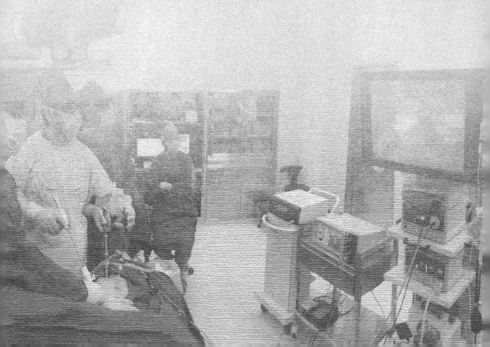

众所周知，坚持合理的运动对于糖尿病患者是至关重要的。其实，糖尿病患者可以把运动当作一种与疾病抗争的快乐康复过程。每天的运动，既有外在肌肉活动，又有内在心灵的感受，是自己心情由消极、懒散、忧郁向积极、勤奋、愉悦转变的过程。因此，糖尿病患者通过运动能使自己处于自足自信、健康和谐、自我认同的精神状态之中，摒弃以往懒散少动的不健康生活方式，在与自我惰性和疾病的抗争中体验快乐，陶冶性情并促进疾病的康复。

　　那么，糖尿病患者可以选择的运动方式有哪些呢？其实，在我国传统功法中五禽戏、八段锦、易筋经、太极拳、太极剑等都是不错的选择。近年来广为传播的内养功、强壮功等强身健体的功法均是在中医养生保健理论指导下的传统运动养生功法，具有畅通气血经络、活动筋骨关节、和调五脏六腑的养生保健作用，对糖尿病、高血压、冠心病等慢性病的防治具有很好的效果，十分值得糖尿病患者习练。

一、传统健身功法

太极拳

太极拳是我们祖先在长期生活实践中创造和逐渐发展起来的一种优秀拳种。传统太极拳分陈式、杨式、吴式、武式、孙式等不同流派，此外还有一些地方流行的太极拳流派以及简化太极拳二十四式、四十八式、四十二式和三十二式太极剑等。传统的各流派太极拳也好，简化太极拳也罢，均是十分适宜于糖尿病等所有慢性病人群习练的有氧运动，只要坚持不懈、持之以恒地练习一定会起到非常理想的养生康复效果。

太极拳的习练方法和注意事项：

习练太极拳，首先要用意不用拙力，所以太极拳在内是意气运动，在外则是形体运动，也就是说既要练意、练气，又要锻炼形体。这种意气相合、形神兼修的运动特点是太极拳的精华所在，贯穿于太极拳之始终。

此外，练太极拳时要求一动全动，节节贯穿，相连不断，如行云流水，一气呵成。动作有柔有刚，刚柔相济。身体要中正不偏，虚中有实、实中有虚和开中寓合、合中寓开。最终达到意气相随、形神合一、阴阳相济的境界。

糖尿病患者习练太极拳应特别注意：太极拳运动虽然柔缓自然，但是由于动作缓慢，打一趟拳往往需要半个小时到一个小时，有时还会重复打几遍，时间会更长，所以消耗的能量较大。糖尿病患者由于糖代谢功能受损严重，容易出现低血糖等危险，因此每天去练拳时要量力而行，且要随身带点饼干、糖果等，以备出现低血糖时救急。

🔆 五禽戏

五禽戏相传是由中国古代医家华佗所创，故又称华佗五禽戏。是通过模仿虎、鹿、熊、猿、鸟（鹤）五种动物的动作，以保健强身的一种气功功法。五禽戏能治病养生，强壮身体。练习时，可以全套练习，也可选练一两个动作。单练一两个动作时，应增加锻炼的次数。

五禽戏也是一种有刚有柔、刚柔相济、内外兼练的功法，与太极拳相似。锻炼时要注意全身放松，意守丹田，呼吸均匀，做到外形和神气都要像五禽，达到外动内静、动中求静、动静结合、刚柔并济、内外兼修的效果。

第一戏：是模仿虎的动作，称为"虎戏"。老虎威猛、刚健，练习时要有虎威，神发于目，威生于爪，动作要动静相兼，刚柔相济。常练习虎戏可使四肢健壮，增长气力。

第二戏：模仿鹿的动作，称为"鹿戏"。鹿心静体松，动作舒展，善用尾闾。练习鹿戏时姿势要舒展，动作要轻盈奔放。鹿戏主肾，常练鹿戏能益气补肾，壮腰健骨，使腰腿灵活。

第三戏：模仿熊的动作，称为"熊戏"。熊性情刚直，步履沉稳。练习熊戏要气沉丹田，轻身自然。熊戏主脾，练习熊戏能调理脾胃，充实肌肉，促进血液流通。

第四戏：模仿猿猴的动作，称为"猿戏"。猿生性好动，机智灵敏，攀枝轻盈，纵跳自如，喜搓颜面。练习猿戏时，外练肢体的轻灵敏捷，内练精神的宁静。猿戏主心，常练猿戏，能养心补脑、开窍益智、增强肌肉反应、延缓衰老，特别对老年人手脚的灵活性和反应能力有益。

第五戏：模仿飞鹤的动作，鹤是轻盈安详之鸟，也称为"鸟戏"。练习鸟戏时两臂上提，伸颈运腰，真气上引；两臂下合，含胸松腹，气沉丹田。头颈、躯干、四肢协调配合，呼吸自然。要表现出鹤昂然挺拔、悠然自得的神韵。鸟戏主肺，常练习能宽胸理肺，畅通气机，提高心肺功能。

八段锦

八段锦之名，最早出现在南宋洪迈所著《夷坚志》中："正和七年，李似矩为起居郎……尝以夜半时起坐，嘘吸按摩，所谓八段锦。"这说明八段锦在北宋间已流传于世，并有坐势和站势之分。明清时期，立势八段锦有了很大的发展，并得到了广泛传播。清末《新出保身图说·八段锦》首次以"八段锦"为名，并绘有图像，形成了较完整的动作套路。其歌诀为："两手托天理三焦，左右弯弓似射雕；调理脾胃单举鼎，五劳七伤往后瞧；摇头摆尾去心火，两手攀足固肾腰；攒拳怒目增气力，马上七颠百病消。"从此，传统八段锦动作被固定下来。

易筋经

"易"是变通、改换、脱换之意，"筋"指筋骨、筋膜，"经"则带有指南、法典之意。易筋经就是改变筋骨，通过修炼丹田真气打通全身经络的内功方法。近代流传的易筋经多只取导引内容，且与原有功法多有不同，派生出多种样式。

古代相传的易筋经姿势及锻炼法有 12 势，即韦驮献杵（有 3 势）、摘星换斗、三盘落地、出爪亮翅、倒拽九牛尾、九鬼拔马刀、青龙探爪、卧虎扑食、打躬势、工尾势等。

易筋经外功注重外壮，《易筋经外经图说》指出："凡行外壮功夫，须于静处面向东立，静虑凝神，通身不必用力，只须使其气贯两手，若一用力则不能贯两手矣。每行一式，默数四十九字，接行下式，毋相间断。行第一式自觉心思法则俱熟，方行第二式。速者半月，迟者一月，各式俱熟，其力自能贯上头顶。此炼力炼气，运行易筋脉之法也。"

二、其他适宜的有氧运动

🔵 健身走

健身走简单易行，老少皆宜，可随时随地实施，既可在公园等环境优美的地方练，也可以利用上下班的时间，在途中练。是世界公认的最经济、最安全、最自由的健身方式，并且对人类多种常见疾病有预防和辅助治疗作用。

健身走需要注意的是：首先是身体自然直立，两肩放松，微微收腹收臀，保持与脊柱成一直线（年轻女性可略挺胸），眼睛保持平视，头部随意转动；其次是在走步过程中两臂前后自然摆动。步幅因人而异，可大可小，速度随心所欲，可快可慢，呼吸顺其自然。

健身慢跑

健身慢跑简便易行，效果显著，在国内外已成为大众养生保健、预防疾病的一种有效手段。该项运动不受场地、器材限制，可在运动场地进行，也可在便道、树林、公园及田间小路等地进行。

健身慢跑要注意的是：跑步时，步伐轻快富有弹性，脚掌柔和着地，身体重心起伏不要太大，不要左右晃动，步伐不要太大，上下肢协调配合，直线性好；上体正直稍前倾，头部自然放松，眼平视，摆臂以肩为轴，两手半握拳，前后摆动；呼吸要和跑步的节奏相结合，一般是两步一呼、两步一吸，也可三步一呼、三步一吸；运动强度要适中，心率控制在 85 ～ 100 次 / 分之间为宜。跑的速度切忌过快，特别是中老年人。从主观感觉上说，要以能边跑边和同伴说话聊天、不喘粗气为宜。

跑步前一定要做准备活动，使身体从相对安静状态逐步过渡到肌肉适度紧张状态，提高中枢神经系统的兴奋性和各器官的活动能力，以适应跑步的需要。可先做摆臂、摆腿、弯腰、转体、下蹲及其他体操动作，特别要注意活动髋、膝、踝关节。

爬山

爬山是最能享受大自然风光的运动养生项目，虽然开始时会感觉很苦很累，但是只要坚持一段时间，享受到爬山给你带来的乐趣，就会渐渐成为兴趣性的健身运动。爬山既能提高心肺功能，又能锻炼人的意志，可根据自己的体力决定爬山的速度和距离。在爬山的过程中，几乎可以天天看到自己在进步，既能在山中呼吸新鲜空气，又可以陶冶自己的情操，是老少皆宜的运动养生项目。

需要注意的是，爬山的最佳时间一般选择在上午 8:30 至 11:00 为佳，花草树木在阳光照射下，经过光合作用，会释放更多的氧气。

爬山不可一开始就强度太大，一定要控制速度，不可操之过急。要循序渐进，逐渐加大强度。爬山前先做一些简单的热身运动，避免关节和肌肉损伤。登山过程中要注意补充水分，以尽快减轻疲劳感，恢复体力。

对糖尿病患者，尤其是伴有高血压、冠心病的人，要时刻注意自己身体的感觉，经常监测心率、血压，登山时随身携带必备的急救药物和巧克力、纤维饼干等。

有骨关节退行性病变的糖尿病人不适合登山，容易导致关节疼痛的进一步加剧。

三、运动的合理搭配

有氧运动

糖尿病患者可根据自己的体质特点、兴趣爱好和病情的轻重选择适宜自身的运动项目和运动强度。要循序渐进，开始每天运动不少于 30 分钟，以后逐渐延长运动时间，达到每天 1 小时以上。年老体弱或病情较重者开始时可选择散步、太极拳、慢跑、气功等轻耗体力的运动，待体力增进后再逐渐加大运动量或增加喜欢的运动量较大的运动项目。有氧运动需要注意与进餐时间和休息时间的配合，一般若是在上午运动，应在早饭一个半小时以后。若是在下午运动，应该在午饭2小时后。若是在晚间运动，应该在晚饭后一个半小时以后，且运动结束要离睡觉一个小时以上。

力量运动

在糖尿病的运动疗法之中，力量运动也是不容忽视的环节之一。力量运动是通过多次多组有节奏的负重练习达到改善肌肉群力量、耐力和形状的运动方式，不同的次数、组数以及负重都会产生不同的效果。力量运动可以提高肌肉耐力，增加肌肉弹性，可使骨骼、肌肉强壮，还能使新陈代谢率提高，更可以增加骨骼肌胰岛素受体的敏感性，有利于降低血糖和减轻体重。糖尿病患者力量锻炼的强度和时间要量力而行，应该采用负重较小次数较多的运动方法。每周2次，每次30分钟就可以了。

力量运动跟有氧运动一样需要注意与进餐时间和休息时间的配合。

运动前后的准备和放松

糖尿病患者在运动前一定要做好运动的准备。在运动前先做10分钟左右的准备活动，包括下蹲、转腰、转颈、活动各个关节、扩胸、甩手和伸展运动等。尤其是老年糖尿病患者、病程比较长久的糖尿病患者容易并发高血压、心脑血管疾病、神经系统疾病以及骨质疏松等，充分的准备活动对保证运动的安全是十分必要的。运动以后也要注意做一些放松活动，使肌肉放松，心情也放松，有利于生理功能的恢复。

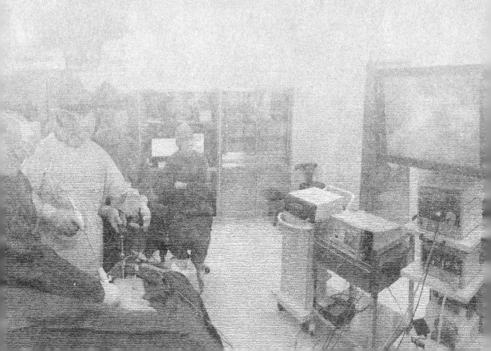

第八场景 静心室

——糖尿病患者如何调心养神

心理治疗对糖尿病的控制非常重要。乐观稳定的情绪有利于维持患者内在环境的稳定，而焦虑或烦躁的情绪会引起一些应激激素如肾上腺素、去甲肾上腺素、肾上腺皮质激素及胰高血糖素的分泌，从而对抗胰岛素，引起血糖升高，使病情加重。

由于糖尿病是一个慢性、进展性疾病，需要长期的治疗，甚至要改变多年形成的生活习惯，常因其病程长，病性复杂，对患者在各方面的要求也多，往往会对患者造成很大的精神压力，使其产生较大的心理负担。消极不良的情绪会导致糖尿病患者血糖控制不佳并且容易发生并发症。一般来说，人的身心是相互影响、密切联系的统一体，健康的情绪能加速消除疲劳，而消极的情绪则只能让人身心疲惫。情绪波动太过会引起交感神经兴奋，促使肝脏中的糖原释放，进入血液，致使血糖升高，进而导致患者病情加重或降低治疗效果。也就是说，不良的情绪和精神因素是诱发和加重糖尿病的重要因素，长期、反复、持久的不良情绪作用于机体，对胰岛细胞及其他内分泌组织产生不良刺激，对健康人来说可能会诱发糖尿病，对糖尿病患者来说则会加重病情。而在控制饮食、接受药物治疗及适量的运动基础上，保持良好的心理状态和稳定的情绪，则可对控制糖尿病的发生发展产生重要的调节作用。因此，不仅医生在治疗糖尿病患者时要有针对性地把精神调理和心理治疗作为一个重要手段，糖尿病患者也要学会调适自己的情绪来帮助控制血糖的升高，促进代谢的改善，以利于疾病的康复。

一、心理状态与糖尿病

精神压力会影响血糖水平吗

当人们感觉到精神处于紧张状态的时候，身体的肾上腺便会释放去甲肾上腺素、肾上腺素等化学物质，这些物质能促使人体产生应激性的血管收缩、血压和血糖的升高，使人体处于亢奋状态应对紧张的事件与活动，这些激素又被称为"压力荷尔蒙"。压力荷尔蒙在提高人体的应激能力应对短期压力方面是有一定帮助的，可是长期的压力存在导致压力荷尔蒙长期分泌过高，就会使人长期处于高血糖水平，同时还会造成血管长时间收缩，血液黏稠度、血糖和血脂都会增高，其代谢的废物也会黏附在血管壁上，时间久了还会引起动脉粥样硬化。而且，处于高压状态下的人群，往往不能很好地照顾自己，他们会没有时间去控制他们的血糖水平和合理的调节饮食，甚至可能会喝更多的酒，运动也会减少，而这些均是对糖尿病康复的不利因素。对于2型糖尿病患者，精神压力大的人往往血糖水平不断升高。因此，控制压力对于改善血糖具有重要作用。

糖尿病患者为什么总是感到焦虑

焦虑是糖尿病患者心理障碍的主要表现之一。其发生常与年龄、性别、遗传因素及社会因素等相关，近期研究人员发现体重和糖化血红蛋白的升高等也是发生抑郁和焦虑的危险因素。

焦虑在临床上大多表现为总是担心一些事情的出现而惶惶不安、精神紧张。常常伴有心悸、胸闷、出汗、四肢发冷、震颤等自主神经功能失调的表现和运动性坐立不安。严重者可以表现为惊恐发作。焦虑既是糖尿病的并发症之一，又反过来成为造成糖尿病病情发展的因素之一。

出现焦虑大多是因为对糖尿病知识的缺乏和片面地理解关于糖尿病发生发展和病情预后的某些介绍，尤其是一些关于糖尿病一旦得上就会带病终身必须终身用药的告诫，以及听到看到的一些晚期糖尿病并发症的严重情况所造成的恐惧心理。所以，正确地认知疾病，放松心态，并积极地从饮食、运动等方面配合必要的药物治疗，对于糖尿病的康复和焦虑的防治都是非常重要的。如果出现了焦虑症状，且不能自制者应当及时请医师诊治或咨询相关心理医师，以尽早控制焦虑状态，这对于血糖的控制是十分重要的。

愤怒会对糖尿病有影响吗

糖尿病患者常因日常饮食控制、药物治疗、检查等影响心情，时常会产生愤怒心理。而人在愤怒状态下，体内激素会分泌过多，且通常这些分泌过多的激素又都是促使血糖升高的激素，久而久之，血糖就会持续维持在很高的水平，对于糖尿病患者的病情是非常不利的，常是血糖控制不佳的主要原因，因此说，愤怒会加重糖尿病的病情。所以，制怒对糖尿病患者来说尤其重要。

糖尿病患者如何保持健康的情绪

首先要正确认识、对待糖尿病，要有战胜疾病的坚定信念，保持自我的精神放松。不要以为得了糖尿病就好不了了，要相信任何疾病只要治疗和调养得当都是可以好的。要永远用乐观的、积极的态度看自己、看世界，使自己永远处在轻松愉悦的状态，抵抗力和自我调整能力也就永远处于最佳状态，也一定会促进疾病朝向康复的状态进步。

其次，要学会自我调节。人生活在社会上，每天都会碰到形形色色的人和事，既会遇到一些让你兴奋和开心的事，也难免受到一些不良的刺激，不可能不影响你的情绪。不管遇到什么事，当喜则喜，当怒则怒，悲伤的时候该哭就哭，既不压抑，也不过极。高兴的事和大家一起分享，不高兴的事也向知心亲友倾诉倾诉，让喜怒哀乐不仅是情绪的表现，而且也能成为调节情绪的有效手段。

其三，要保持良好的人际关系，多交朋友，多与家人沟通，注重家庭关系，也应该多参加社会活动，积极发挥自身的社会作用。这样可以增加社会认同感和成就感，有利于和家庭及社会融为一体，对心理保健十分有利。

其四，要培养一些良好的兴趣爱好。书法、绘画、音乐、下棋、看书、运动、养花、养鱼、喝茶、聊天等都是不错的选择。

其五，要经常回归自然。人起源于自然环境之中，是自然界的一分子，也是自然界的产物。现代文明的进步虽然使人类的工作条件和生活条件愈来愈改善，但喧嚣污染的城市环境、交通的拥堵、电脑电视的辐射、空调环境的室内空气污浊、紧张繁杂的社会因素等等亦更严重地影响身体的健康，造成心理的压力。科学调查发现：长寿者较多的地方都是风景秀丽，绿树成荫，森林密布的山村环境，说明美丽净化的大自然对人类的健康是非常重要的。大自然的绿色对人类的神经系统特别是大脑皮层和视网膜神经组织具有调节作用，绿色能吸收强光中对眼睛和神经系统产生不良刺激的紫外线，且绿色的光波长短适中，使人平静而有舒适安逸的感觉；树叶可阻挡和分散声波，减少噪音，且可以净化空气、制造氧气、调节气温；阳光的精华能补充人体的阳气，振奋人的精神情绪、兴奋神经系统、加速血液循环、促进新陈代谢、提高人体的免疫力；宁静无边的大海能使人胸怀宽广、心旷神怡。所以，人们应该经常回到远离城市的大自然中去，这对糖尿病患者的康复尤其重要。

二、糖尿病患者的音乐选择

音乐是通过有组织的声音来表达思想感情，反映社会生活的一种艺术形式。节奏明快的音乐具有兴奋作用，可使人变得精神抖擞；节奏缓慢、旋律优雅的音乐具有降压、镇痛、镇静及调节情绪的作用。音乐疗法是指利用音乐艺术以调节人的生理和心理，促使患者痊愈的一种治疗方法。具体说就是根据医学心理学的理论和方法，通过聆听自然音乐或艺术音乐，使人产生心理和生理上的共振，从而起到陶冶性情，调节情志，开发潜能，或使不良的情绪得以宣泄，或使紧张或过于亢奋的心理状态得以缓解，或使消沉的意志和消极的状态得以激发，从而调和人的身心，调节人的生理功能，促进疾病的早日康复。

如何选择音乐治疗糖尿病

音乐疗法对治疗糖尿病起着特殊的辅助作用。在选择曲目的过程中应根据患者的文化修养水平，对音乐的欣赏能力和个人爱好，针对不同的症状、情绪等给予具体疗法。音乐处方亦应根据疾病种类及患者的籍贯、民族、文化程度、欣赏水平、情趣爱好、性格因素等来确定选曲。一般说来，首要的原则是选择你喜欢听的音乐。因为你喜欢的，就是你需要的。另一方面，要针对个人心理情绪特点，针对性选择音乐而进行调节，如易怒之人少听亢奋的音乐，忧郁的人少听悲哀慢节奏的音乐。

三、糖尿病患者的静心气功

气功临床从功法角度可分为静功法和动功法等。静功偏于心身疗法，动功偏于运动疗法。通过静功疗法可以调节患者身心，疏通经络，改善代谢。

静功法包括什么内容

（1）吐纳法　吐为呼气，纳为吸气。吐纳即为有意识的呼吸训练，多采用腹式呼吸法来调息运气。

要领是从自然呼吸开始，在心平气和的基础上，进行顺腹式呼吸和逆腹式呼吸。顺腹式呼吸，吸气时下腹部自然膨隆，呼气时下腹部缩回；逆腹式呼吸，呼气时意想气从腹腔中心点的脊背发出，放松腹肌，吸气时腹部回缩，呼气时腹部隆起，吸气应连续不断。在呼吸的同时，思想应集中在少腹部，随着一呼一吸小腹起伏。腹式呼吸有着重要的生理作用，应循序渐进地锻炼，呼吸一定要柔和、匀畅。做到呼吸自然，清静放松，柔和均匀，由浅而深。

（2）意守法　意守就是将意念集中到身体某一部分，排除一切杂念达到入静、舒适境界的练功法。

意守部位主要有：

①意守丹田：丹田分上、中、下三部。上丹田是两眉连线的中点，相当于以印堂穴为中心的一片区域。中丹田位于两乳之间，相当于以膻中穴为中心的一片区域。下丹田位于脐下3寸处，居脐肾中间，相当于以关元穴为中心的一片区域。一般所指的意守丹田多是意守下丹田。可以益肾健脾，温补元气，增强人体免疫力。

②意守命门：命门穴位于第2、3腰椎棘突之间，下丹田之后，又称"后丹田"，为督脉要穴，十二经之主。是先天和后天元气聚集之处，故有"命门为元气之本"的说法，具有温肾壮阳、煦濡心肺等功效。适用于糖尿病患者命门火衰、形寒畏冷、虚烦失眠、大便泄泻、阳痿等证。

③意守涌泉：涌泉穴位于足底，屈足卷趾时足心最凹陷处；第2、3趾蹼缘与足跟连线的前1/3与2/3交界处凹陷中。为足少阴肾经井穴，具有引气下行的作用。适用于糖尿病并发高血压，或出现头胀、急躁、失眠等症状者。

⚛ 练习静心气功的注意事项

（1）松静相辅，顺乎自然　松与静的关系密切，全身放松能促进入静，而入静后，也必然呈现全身放松，故两者是相辅相成的。所谓松，一方面是全身肌肉放松，这个松必须掌握松而不懈的状态。采用卧式，全身放松较易实现，但在摆好姿势以后，还应全身微微晃动几下，达到卧的舒服和轻松。站、坐两式的维持，都必须有一定的肌肉处于紧张状态，但也需最大限度的放松。放松的另一个方面，就是意识的放松，首先要伴随着全身肌肉的放松，把心静下来，再就是意守不能思想过于集中，要似守非守，若有若无，达到身心的真正放松和入静。总之，松静自然是练功的关键，掌握得好，可以迅速获得良效，掌握不当，往往会出偏差。

（2）调息练气，意气合一　不论什么功法，都要求调整呼吸，做到气息的悠、匀、细、长。练功有素之人，在练功时呼吸深长，每分钟的呼吸次数很少，甚至可达两三次，形成缓慢的腹式呼吸。这种调息的修炼必须由浅入深，由快至慢，循序渐进，不能要求在短时间内即形成完整的深长呼吸。初练时必须以意念诱导，练到一定程度，便达到自然而规律的呼吸。在练功过程中还要把练意和练气结合起来，即开始锻炼呼吸时，同时也要随着呼吸而意守，把深长、均匀的呼吸，腹部随着呼吸的起落与意守丹田的修炼合而为一。当呼吸锻炼得很纯熟时，即使不注意呼吸也能自然达到气贯丹田，此时，单纯意守丹田就可以了。这样练气练意，实现意气合一，很快就能使真气充沛，达到预期的效果。

（3）情绪平衡，心情舒畅　在气功练习中必须保持情绪平衡，心情愉快，这样才能很快放松入静，进入气功状态，而且在每次练功后都会有舒适和欣快的感觉。

（4）循序渐进，勿急求成　初期练功不能急于求成，效果是随着练功时间的进程逐渐显现出来的。练功方法虽然不很复杂，但要练成功夫是要通过足够的时间练习才能达到。

（5）练养相兼，密切结合　所谓练养相兼，就是练功和合理休养并重。只练功，不注意合理休养，对战胜疾病将是个障碍。故练、养必须密切结合。合理休养应包括的内容为：注意适当休息、生活规律、情绪乐观、饮食有节、适度体力活动等。这些内容在整个练功过程中乃至一生，都应当注意，这是战胜疾病取得健康的根本保证。

（6）固定功法，功时适宜　当前各地流传的功法甚多，有的功法已在临床广泛采用，效果不错，也有些功法尚未完全公开，或习练之人甚少，功效究竟如何，尚难定论。练功者应在医生指导下，根据病情、体质和日常习惯等，选择 1 ～ 2 种合适功法进行锻炼，这样既便于掌握，又易获效果。

糖尿病患者练功需要注意什么

要树立信心，持之以恒。首先要树立练功的信心和决心，坚信练功不仅能够强身健体，还可以调节内分泌和增强身体免疫功能，可以对糖尿病起到辅助治疗作用，有益于糖尿病的康复，不要间歇中断，半途而废。

掌握正确的练功姿势。所谓"形不正则气不顺，气不顺则意不宁，意不宁则气散乱"。要注意保持各种姿势的准确性与协调性，避免因姿势过分僵硬而致疲劳，甚至影响练功的效果。

练功时间最好安排在早、晚各一次，每次练功时间在 30 分钟左右。

练功只能起到辅助治疗作用，在练功过程中正常的药物治疗还是必须坚持的。练功期间，依然要配合饮食控制，情绪调摄，同时也可参加一些适宜的运动，但切忌疲劳。

练功后病情好转或症状缓解后，依然要继续坚持练功。这样可巩固疗效，预防复发。

如在练功期间，因练功出现不适，应及时停止练功，并尽早咨询相关医师。